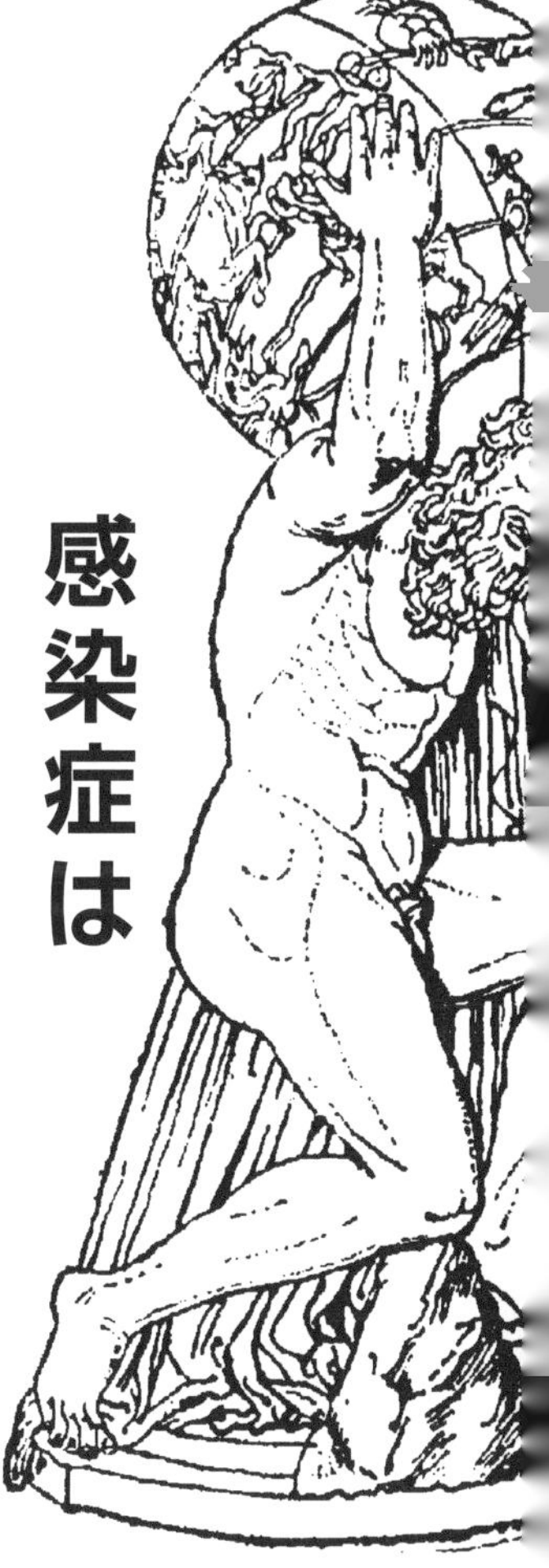

感染症はぼくらの社会をいかに変えてきたのか

世界史のなかの病原体

小田中直樹
東北大学大学院
経済学研究科教授

日経BP

はじめに ――ぼくらはなぜ感染症を恐れるのか？

◉マスクとぼくら

毎年、年末年始になると、日本ではマスク姿が激増する。いうまでもなくインフルエンザ対策であり、ノロウイルス・ロタウイルスによる感染性胃腸炎対策であり、さらに、近年では、新型コロナウイルス感染症（ＣＯＶＩＤ－19）対策という性格が付けくわわった。

それでは、なぜマスクなのだろうか。

もちろん、マスクは感染症の予防に有効である。インフルエンザにせよ、感染性胃腸炎にせよ、ＣＯＶＩＤ－19にせよ、最大の予防策は手洗いとうがいの励行であり、次いでマスクの着用である。そして、手洗いやうがいはあまり目立たないのに対して、マスク姿は目立つ。つまり、マスクは感染症の予防や対策のシンボルなのである。

しかし、考えてみると、感染症を完全に予防できるマスクというのは、相当レベルの高

いマスクだけではないだろうか。〇・〇〇〇三ミリメートルの粒子を九五パーセント以上カットできるN九五マスクみたいな。しかし、あれはあれで「息苦しそうだなあ」という気がする。実際、長時間の着用には向かないらしい。

つまり、マスクをする理由はそれだけではない、ということだ。

感染症の流行期になると、マスクをしていない人は、しばしば白い目でみられる。場所と場合によっては、身体的に避けられ、よけられてしまう。これは、マスクをしていない人には「感染症に気を配らない、つまり衛生観念や、さらには他人に対する気遣いに欠ける人である」というラベリングがなされていることを意味している。

マスクは「わたしは感染症に注意を払っており、うつすこともうつることも避けたいと考えている」という意思を表すシグナルなのだ。

これがマスクをする第二の理由である。

この点は、銀行などカタイ職場における男性職員のネクタイをイメージしてみると、わかりやすいかもしれない。ネクタイをしてもしなくても、その職員の性格や能力は変わらないはずだが、ネクタイをしている姿をみると、なんとなく「この人は信頼できそうだ」という気になってくるから、人間というのは不思議なものである。

それでは、これらシグナルが有効なのはどういうときだろうか。カタイ職場の職員がネクタイをしているとき、もしも彼のクライアントたちがネクタイ姿に信頼感を感じなければ、ネクタイはシグナルとして機能しないだろう。たとえば多くの人びとが「クールビズ」をしているときに、ひとりネクタイをしていたら、もしかすると「この人は信頼できそうだ」ではなく「この人は偏屈そうだ」と思われるかもしれない。

ネクタイが信頼のシグナルとして機能するのは、社会を構成する多くの人びとが「ネクタイをしている人は信頼できる」という判断を共有しているからだ。

マスクについても、話はかわらない。マスクが感染症予防のシグナルとして有効に機能するのは、世間の人びとが「感染症には注意を払わなければならない。うつすことも、うつることも、ともに好ましくない」という判断を共有しているからである。

そして、この判断の背景には「感染症は怖いものだ」という共通認識が存在する。

◉社会的な側面をもつ病気としての感染症

なぜ感染症は怖いのか。

もちろん、なによりもまず感染症は病気だからだ。伝染性ではないがん、そして心筋梗塞や脳血管障害や腰痛や虫歯といった感染症以外の病気も、やはり怖い。健康に生活したいというのは、人間として当然の、そして生物として基本的な欲求であり、病気はこの欲求が充たされていない状態をもたらすのだから。

ただし、感染症には、これら感染しない病気とは違った怖さがつきまとう。それは、感染症は社会的な性質をもつという特徴から生じている。

孤島でひとり暮らす人がいたとしよう。彼（女）は、感染症に悩む必要はない。その島にハマダラカが生息していたら、その蚊に刺され、感染症であるマラリアの病原体（マラリア原虫）をうつされて発病する可能性はあるが、この場合、彼（女）がマラリアを他人にうつす可能性はないから、マラリアは病気であっても感染症ではない。

感染症は、二人以上の人間がいる場合、いいかえれば社会が存在して、はじめて「うつし、うつされる」ものとして存在しうる。感染症が社会的な性質をもつとは、つまり、そういうことである。

社会的な性質をもった病気の場合、「だれにとってもイヤなもの」という病気の特質を反映して、病人は「社会にとって好ましくない存在」とみなされがちになる。簡単にいえ

ば、感染症の罹患《りかん》者は「感染を広げる迷惑な人」であり、したがって「社会にとってマイナスの存在」とみなされる。社会に生きる人間であれば、たいていは「社会にとってマイナスの存在」になりたくないから、感染症にかかりたくない。それゆえ、感染症の罹患者は、「うつされるかもしれない」ので避けるべき存在となり、社会から疎外され、孤立してゆく。人間は社会的な動物だから、孤立に耐えられない。感染症に対する恐怖には、社会から孤立することへの恐怖が含まれているのだ。

　感染症がもつ社会的性質は、それだけにとどまらない。たとえば、アフリカ西部では、人口増加に伴う耕地化を実現するために河川からの取水が増え、水位が下がってハマダラカの繁殖に好都合な沼沢《しょうたく》地が増えた。そのせいで、ハマダラカの繁殖地域が拡大し、マラリアが広がりつつある。そうなると、この事態に対応するため、同地域の諸国政府も公衆衛生の問題に取り組まざるをえない。

　このように、感染症は、社会のあり方が変化すればその影響を受け、また、その一方で、社会に対してもインパクトを与えてきた。感染症は社会と相互作用の関係を取り結んできたのである。

◉本書の目的

本書の執筆は、二〇二〇年四月、たしかCOVID‐19のために七都府県に緊急事態宣言が発令された三日後だったと思うが、旧知の編集者から「歴史学の視点から見たとき、感染症は世界を変えてきたか。変えたとすれば、いかに変えてきたのか」という問いを投げかけられたことから始まった。

彼女によれば、この問いに答えることを通じて、社会を混乱に陥れたCOVID‐19がぼくらの社会にもたらす変化を予測する材料を読者に提供したいというのだ。すなわち「ポスト・コロナ社会を予測する材料を歴史のなかに探し、コンパクトにまとめた教養書」を編纂できないか、という相談だった。対象読者は、普段から歴史に関心を抱いている読書人にとどまらず、新型コロナによって仕事や生活に影響を受け、切実な思いから感染症の歴史に興味をもつに至った人たち。だから、わかりやすく読みやすい内容にしたいという。

緊急事態宣言下ということでいろいろな制約が突如出現し、感染症に関心をもたざるをえなくなった者のひとりとして、これは興味深い企画だと思ったが、ぼくは感染症やその

歴史の専門家ではない。ただし、興味を感じたひとりの歴史学者として、これまで積みかさねられてきた感染症や感染症史の研究成果を今から（！）勉強し、そこから得た知識にもとづいて概説することなら出来るかもしれない。

そんな思いから、無謀にも執筆を引き受けた。ゆえに本書は、研究者の端くれであるぼくにとって尊敬すべき先人たちの業績にもとづく概説書である。

本書は同年五月一日、人気《ひとけ》のない連休のさなかに執筆を始め、緊急事態宣言が全国で解除された二五日に第一稿を書きおえた。ＣＯＶＩＤ－19と伴走しながら感染症の歴史を学び、執筆した、ということになる。

本書では、各章において、ペスト、天然痘、コレラ、そしてインフルエンザという、これまで世界各地で大流行（感染爆発）を引きおこした代表的な感染症と、近年出現しつつある通称「新興感染症」からエイズ（ＡＩＤＳ、後天性免疫不全症候群）、エボラウイルス病、そしてメチシリン耐性黄色ブドウ球菌（ＭＲＳＡ）感染症をとりあげ、感染症と社会の相互作用という観点から感染爆発の歴史をたどる。

まず各章で取り扱う感染症について簡単な生物学的説明を加えたうえで、感染症と社会の相互作用、つまり、いかなる人間社会の特徴・変化がその感染爆発をもたらしたか、感

染爆発は人間社会に対していかなるインパクトを与えたか、という二つの問題を検討する。

そのうえで、ＣＯＶＩＤ－19の感染爆発という事態に直面したぼくらは今後どこへ行くのか、という「ポスト・コロナ」の問題を試論的に考えてみたい。

良くも悪くも概説書にとどまる（もちろん、それが読者にとって「良い」に転がることを願っているが）本書は、ここを起点として、皆さんが自分の関心やニーズに即して「その先」を探求しはじめることを期待している。そのため、序章から第４章の章末にはブックガイドを付した。その章で取りあげた感染症について、日本語で読むことができて、わかりやすい教養書を挙げている。

本書が、この本を手に取った皆さんにとって、ポスト・コロナの時代を生きる教養の旅の起点となることを願っている。

第3章 ＝ コレラ …… 113

蒸気機関が運んだ「野蛮な病」は、都市改造を促進した

第4章 インフルエンザ

第一次大戦が拡散した「冬の風物詩」は、ナチス台頭を準備した

序章

感染症とぼくらの社会

社会のあり方が感染症を変え、
感染症もまた**社会を変える**

第1節＝感染症の誕生

◉はじめに微生物ありき

感染症を引きおこすものはなにか。

まず、「ウイルス」。タンパク質の殻が核酸を包んでいる物体で、細胞をもたず自己増殖しないため生物と非生物の中間的な存在とみなされている。

次に、細胞膜はあるが細胞核はない生物である「細菌」。

そして、他の生物の細胞のなかでのみ生息できる細菌である「リケッチア」。

さらには、細胞膜と細胞核をもつ生物である「原虫」や「真菌」。

これらが感染症を引きおこす犯人である。ここでは（ウイルスを「生物」と呼んでよいか否かは難しいが、とりあえず）まとめて「微生物」と呼ぶことにしよう。

本書で取りあげる感染症についていえば、犯人は次のようになる。

ペスト（第1章）はエルシニア属細菌の一種であるペスト菌（細菌）。

天然痘（第2章）は天然痘ウイルス（ウイルス）。

コレラ（第3章）はコレラ菌Ｏ１型とＯ１３９型（以後はまとめてコレラ菌）（細菌）。

インフルエンザ（第4章）はインフルエンザ・ウイルス（ウイルス）。

新興感染症（第5章）のうち、ＭＲＳＡ感染症はメチシリン耐性黄色ブドウ球菌（ＭＲＳＡ）（細菌）、エボラウイルス病はエボラウイルス（ウイルス）、そしてエイズはヒト免疫不全ウイルス（ＨＩＶ）（ウイルス）。

これら微生物が人間の体内に取りこまれることによって、病気が発症する。ついでにいえば、チフスを引きおこすのは細菌、発疹チフスはリケッチア、マラリアは原虫、水虫は真菌である。

これら微生物は、基本的に寄生性であり、ほとんどが生物の体内でのみ生息し、増殖する。微生物に寄生され、生存と増殖に利用される生物を「宿主」と呼ぶ。ペスト菌の宿主はおもにネズミ、天然痘ウイルスとコレラ菌はヒト、インフルエンザウイルスはおもに鳥類、エボラウイルスはコウモリ、ＨＩＶは霊長類だといわれている。

◉微生物から病原体へ

さて、生物は、基本的に組織が単純なものから複雑なものに進化してきたと考えられている。そうだとすると、細菌などの微生物は、単純な組織構造をもっていることからして、そのほとんどが長い歴史をもち、人間（人類）の出現よりも前から存在していたはずだ。人間がいない時代には、当然ながら、これら微生物が人体に取りこまれ、病気を発症させることはない。微生物はあくまで微生物であり、人間にとっての病原体ではなかった。

人間が出現し、これら微生物が人間と接触し、体内に取りこまれ、体調不良や病気を引きおこすようになって、はじめて「微生物」は「病原体」となる。ペスト菌にせよインフルエンザ・ウイルスにせよ、それらが病原体とみなされるのは、あくまでも人間の側からみた場合であり、それ自身は微生物にすぎない。歴史上の出現の順序からいえば、むしろ「はじめに微生物ありき」なのである。

そういうと、宿主がヒトである天然痘ウイルスやコレラ菌はどうなのか、ヒトが存在しなければこれら微生物は存在できないのではないか、という疑問がわくかもしれない。少

なくとも両者については「はじめに微生物ありき」とはいえないのではないか、むしろ「はじめにヒトありき」なのではないか、ということだ。これは、どう説明できるのだろうか。

　歴史を顧みると、コレラ菌については、もともとはインド沿岸部の汽水域（海水と淡水が入り混じるところ）に生息し、プランクトンを食べながら生きていた。もちろん人間が飲みこむと猛烈な下痢と脱水症状を引きおこす存在ではあったが、飲みこむ人間が少なければ、それほど大きな問題とはならない。人口が増加し、あるいは人口が多いところに運ばれることにより、コレラ菌は働きはじめる。社会的な観点からみると、人間がコレラ菌の前に、それも大量に登場することによって、はじめて微生物としてのコレラ菌は病原体となったのである。

　もう一方の天然痘ウイルスについては、もともとはアフリカでネズミなど齧歯《げっし》目を宿主として存在していたが、紀元前二千年期ごろ、突然変異によって、ヒトのみを宿主とする種類が登場したといわれている（［山内／二〇一五a］一三～一四頁）。

◉病原体と人間の相互作用

ペスト、天然痘、コレラ、あるいはインフルエンザは、かつては（そして、場合によっては今でも）高い死亡率（全人口に対する死亡者の比率）を誇る病気である。しかし、そもそも死亡率が高い病気は、それを引きおこす病原体自身にとっても好ましいものではない。

「病原菌も、われわれ人間と同様、自然淘汰の産物なのである。生物は進化の過程において、自分の子孫を適正な生存環境にばらまくことによって生き残る。病原菌にとって、自分の子孫をばらまくという行為は、どれくらい多くの人間につぎからつぎへと感染できるかという数学的な問題である。そして、感染者の数がどれくらいになるかは、罹患者がどのくらい長いあいだ感染者として生き延びられるかということと、病原菌がどのくらい効率よく感染するかによって決まるのである。

病原菌は、その進化の過程で、ある個体（動物または人間）から別の個体へ感染

するためのさまざまな手段を編みだしてきた。自然淘汰においては、うまく伝播して感染個体の数を増やすことができ、より多くの子孫を残すことができる病原菌が結局は生き残る」（［ダイアモンド／二〇一二］上巻三六四頁）

宿主の死亡率は、病原体にとっては「ほどほど」が好ましい。そして、病原体がいかなる死亡率をもつかは、突然変異にもとづく自然選択（自然淘汰）によって決まる。

たとえば、人間の死亡率一〇パーセントのペスト菌が広まっているところに、突然変異によって死亡率一〇〇パーセントの新型ペスト菌が出現したら、それは人間にとってすさまじい脅威だろう。しかし、罹患した病人がすべて死亡してしまうのであれば、この新型ペスト菌に未来はない。残るのは、既存の死亡率一〇パーセントのペスト菌のほうである。

その一方で、人間は、病気による死亡率を引き下げ、あるいは病原体を根絶させることを目指して、さまざまな努力を積みかさねてきた。とりわけ一九世紀後半からは、病原体の発見が相次ぎ、それをもとにして、ワクチンの開発や、有効な治療薬や治療法の発見を試みる営みが続けられてきた。

あるいは、人間の側の突然変異にもとづく自然選択によって、病気に対する抵抗力が高

まる、という事態が生じることもあった。よく知られているのは、アフリカにみられる鎌状赤血球症だろう。これは、貧血を主症状とする遺伝性の病気である。人間の赤血球は一般に球形だが、これが鎌形になる(鎌状赤血球)という特徴をもち、鎌状赤血球ではヘモグロビンに異常がみられて酸素輸送能力が低下するため、貧血を引きおこす。その一方で、鎌状赤血球の保有者はマラリアに対する耐性が高い。貧血になる代わりにマラリアになりにくい、というわけである。

一方に、病原体の側の突然変異と自然選択。他方に、人間の側の科学的努力や突然変異。この両者の相互作用により、病原体と人間の関係も変化し、新たな均衡状態に至る。この相互作用は「病原体と人間の共進化」と呼ばれている(［栃内／二〇〇九］参照)。

◉病気から感染症へ、病原体から感染症病原体へ

病原体にとって望ましいのは、感染した宿主が増加することである。そのためには、宿主から宿主への移動、つまり感染を促進することが必要となる。

ところが宿主がヒトの場合、宿主のほうが感染の促進に貢献してしまう場合がある。感

染が容易なのは、宿主同士が接近して存在しているときだろう。人間についていえば、人びとが集住すればするほど感染の容易度は高まる。この事態を引きおこしたのが、紀元前一万年ごろに始まったといわれる農耕の導入と定住の開始である。

人間にとって、農耕の開始は基本的にはメリットのあるものだった。ただし、農耕の生産性を上げるには、田畑を移動させずに土地改良を実施することが必要であり、また、そのためには人手が多い方が好ましい。こうして人びとは定住、さらには集住を始める。

これは、病原体にとって好ましい事態だった。感染が容易になるからである。このようにして一部の病原体は感染をもたらす主体となり、一部の病気はひろく感染を伴うものとなった。感染症の誕生であり、ここにおいて病原体は感染症病原体となる。

そして、誕生した感染症は、社会と相互作用の関係を取り結びはじめる。

第2節 感染爆発のメカニズム

◉結核の場合

話が抽象的になってきた。「感染症は、社会と相互作用の関係を取り結びはじめる」と書いてはみたものの、具体的にはどういうことなのか、これだけではちょっとわかりにくい気がする。

そこで、結核とマラリアを例に、相互作用のプロセスやメカニズムの中身を確認しておこう。この二つの感染症は、本書では章を立てて取り上げることはしないが、実際には社会とのあいだに深い相互作用を取り結んだ重要な感染症である。

まず、社会のあり方や変化が感染症に与えた影響について。

結核菌はヒトを宿主とするので、人間の行動様式、健康状態、あるいは社会のあり方が

変わると、それに伴って感染力が変動する。たとえば、結核はヒトからヒトに感染するから、人口密度が高まると感染爆発が生じやすくなるはずだ。実際、人間が集まって都市化が進むと、結核の流行がみられるようになった。

ヨーロッパでは、農村部に自給自足的なライフスタイルが広がる時代が終わりに近づき、都市化が本格的に始まる一四世紀ごろから、各地で結核の流行が始まった。

ただし、結核がいわば「時代の病」となるのは一九世紀、つまりイギリスで始まった産業革命が各地に広まり、工場と、工場で働く労働者の住宅が集まる工業都市が、それまで農村部だった地域に出現した時期のことである。

一日あたり一二時間をかるくこえて就労する過酷な労働条件、十分に機械化されていないために多くの労働者が狭い建物内に肩を並べて働く工場の人口密度、低い賃金のせいで安価で狭く不衛生な住宅にしか住めない労働者の生活環境などは、結核の流行に適していた（[石／二〇一八] 第一三章）。

こうして結核は、工業都市に住んで工場で働く労働者のあいだに広まり、結核の流行は工業化と都市化という一見すると輝かしい「進歩」の裏面をなす現象となった。

とりわけ一九世紀半ばのヨーロッパでは、寒く湿った冬が続き、各地でさまざまな食物

の凶作を招いた。多くの人びとが生存限界（これ以上農産物の収穫量が減ると、人びとが生命の危険にさらされる水準）ギリギリのところで生活していたアイルランドでは、主食のジャガイモが凶作となったため大飢饉が生じ、栄養水準が悪化して、結核の大流行が生じた。人びとはアイルランドにとどまって結核に感染するのを待つか、飢えて死を迎えるのか、あるいはアイルランドを去って移民となるか、という選択にさらされることになった（[勝田他編／二〇一六] 参照）。

◉マラリアの場合

マラリアの病原体はマラリア原虫であるが、マラリア原虫は、人類が誕生する以前から、アフリカの熱帯雨林地帯を中心に、鳥や、サルやネズミなどの哺乳類を宿主として生存していた（[橋本／一九九一] 一四頁、[リュフィエ他／一九八八] 二三四～五頁、[シャー／二〇一五] 二二頁）。マラリア原虫はその後も進化と分化を続け、爬虫類を宿主とする原虫など、多様な原虫に分化した（[石／二〇一八] 七六頁）。

このうちヒトを宿主とするマラリア原虫は、ハマダラカを中間宿主とし、蚊が感染者の

血液を原虫とともに吸い、蚊の体内で原虫が増殖し、別のヒトを吸血する際に原虫を体内におくりこんで感染させ、今度はそのヒトの体内で原虫が増殖する、というサイクルで感染を広げることになった。

ヒトに感染するマラリアは、もともとは、熱帯雨林地帯の風土病として、いわばローカルな病気として存在していた。ところが、紀元前三千年期ごろからアフリカでは降水量の減少と、その結果としての乾燥化が始まり、それに伴って、マラリアの感染拡大が始まった（［シャー／二〇一五］四一～三、五七～九頁）。

乾燥化の一環として、それまでサバンナやステップが広がっていたサハラ地方の砂漠化（サハラ砂漠の形成）が始まり、この乾燥化をひとつの契機として、同地方南部に居住していたバントゥー語族の脱出と、熱帯雨林地帯にむけた移動が引きおこされたからである（［宮本他編／二〇一八］第一部～第三部）。

彼らの移動は南アフリカにまで至る大規模なものであり、サブサハラ（サハラ砂漠以南）各地に彼らのライフスタイルが広がることになった。すなわち、熱帯雨林の伐採と、ヤム芋などの栽培をはじめとする農耕の導入である。熱帯雨林の伐採は、土地を覆ってい

た落ち葉、さらには腐葉土の減少を招いた。土はむき出しになり、そこに大雨が降ると、沼沢地ができた。沼沢地はハマダラカの生息に好適であり、したがってマラリアの流行にも好適だった。

さらに、紀元前後になると、今日《こんにち》のインドネシアにあたる島々から、人びと（マレー・ポリネシア人）が新しいライフスタイルとともにアフリカに移住してきた（［デソウィッツ／一九九六］一六一〜二頁）。彼らは、農耕に携わるために定住し、村落をつくって集住した。ハマダラカ、さらにはマラリア原虫にとって、これらは繁殖にとって好都合な宿主のあり方だった。

こうして、マラリアは、バントゥー語族の移動とマレー・ポリネシア人の到来および定着とともに、アフリカ各地に広まっていった。

もっともマラリアは、アフリカ特有の感染症ではない。ヨーロッパでも、たとえば古代ローマ（共和国、帝国）では感染爆発を引きおこし、多くの命を奪ったことが知られている。

古代ローマについて特筆すべきは、紀元前三世紀に始まる世界的な乾燥化である（［橋本

／一九九一〕六五～七〇頁）。その結果として、ローマではマラリアが持続的に流行するようになった。乾燥化によって山岳部の森林が失われると、河川の水量は減少し、各地に沼沢地が生まれた。これは、蚊の増殖には最適な環境である。また、乾燥化に対応するために灌漑がおこなわれたが、これもまた沼沢地の増加をもたらした。こうして蚊が増え、マラリア流行を準備した。

　もうひとつ重要なのは、水に対するローマ人の執着とも呼ぶべき感性である（〔シャー／二〇一五〕九七～一一八頁）。ローマ人は、いわば水にとりつかれた人びとだった。彼らは、今日でも遺跡としてみることができる水道橋をつくり、都市に上下水道を設け、あるいは庭園に泉を建設した。

　このことは、マラリアにとってプラスとマイナスの両面があった。一方で、上下水道のように水流を厳格に管理することは、ハマダラカをはじめとする宿主となる蚊の繁殖にとってはマイナスとなる。他方で、泉のような水場の増加は、蚊の繁殖地が増えることを意味する。マラリアが流行するか否かは、このプラスとマイナスのどちらが大きいかによって決定される。たとえば戦争の開始は、上下水道の管理を困難にし、マラリアの流行を促した。

さらにいえば、古代ローマの強国化と領土拡大も、マラリアの流行を促した。ローマの領土が地中海沿岸とりわけアフリカ北部に広がるなかで、マラリア流行地がローマの支配下に組みこまれ、マラリア原虫を体内にもつ人びとが領土内を移動するようになったからである。

ただし、社会の変化がマラリアのあり方に与えたインパクトという点でもっとも重要なのは、パナマ地峡における感染爆発の事例である。

そもそも、南北アメリカ大陸には、マラリアは存在していなかった。パナマを含む（今日でいう）ラテンアメリカにマラリアをもちこんだのは、一五世紀末に始まる大航海時代にやってきたヨーロッパ人と、のちに彼らが奴隷として連れてきたアフリカ人である。大航海時代がなければ、アメリカ大陸にマラリアが広がることはなかったか、あったとしてもかなり後のことだったにちがいない。

パナマ地峡は幅六〇キロメートルほどの土地が太平洋と大西洋を隔てる交通の要衝であり、ヨーロッパ人がラテンアメリカ各地で略奪した富を本国に輸出するための集積地としては最適な場所だった。また、幅の狭さゆえに、大航海時代の初期から運河を建設して両

大洋を船でつなぐことが構想された。実際、当初ラテンアメリカのほぼ全土を征服したスペインは、いち早く一五三四年、パナマ地峡に運河を建設するための調査を開始している。

しかし、パナマ地峡は熱帯雨林地帯に属し、また、アフリカ大陸の同じ気候帯に属する諸地域以上に降雨量が多かったため、ひとたび雨が降るや、土地は広大な沼沢地と化した。まさに、蚊にとっては絶好の繁殖の地である。そこに、マラリア原虫をもったヨーロッパ人とアフリカ人奴隷が到着したのである。

パナマ地峡の先住民は、それまでマラリア原虫が存在しなかったので、マラリアに対する耐性をもっていなかった。そのため、ヨーロッパやアフリカからの船がマラリア原虫をもった人間やハマダラカを運びこみ、また土着の蚊が突然変異によってマラリア原虫の宿主として機能するようになると、先住民は次々にマラリアに感染し、感染爆発が生じた。

大航海時代の開始によるヨーロッパ人とアフリカ人の来訪という出来事が、マラリア原虫の到来と蚊の突然変異を媒介として、マラリアの感染爆発を引きおこしたのである。

第3節＝感染症は社会をいかに変えたか

◉結核の場合

感染症は（中間宿主を介するか介さないかの違いはあるが）ヒトからヒトへの感染をもたらすため、社会のあり方に変化をもたらさざるをえない。感染症の存在、とりわけ感染爆発の発生は、人びとに強い印象と影響を与え、それが社会のあり方と関連していると判断された場合には、社会を変化させようとする試みをもたらすからである。

結核については、かなり早い段階で、ヒトからヒトに直接感染する病気であるという所説が生まれた。一六世紀のイタリアで活動した医者ジロラモ・フラカストロは、いち早く、結核は微細で毒素をもつ感染因子がヒトからヒトに感染することによって広まると主張し、この因子を「胚子」と呼んだ（〔リュフィエ他／一九八八〕一八〇〜一頁）。ドイツの細菌学者ロベル

ト・コッホによる結核菌の発見（一八八二年）から三世紀も前のことである。フラカストロの先進性がわかる。

結核の場合、感染はヒトからヒトへとなされるから、人間と人間のつきあい方、つまり人間関係のあり方、いいかえれば社会の構造を変えなければならないという意識が生まれた。

一九世紀のヨーロッパで労働者のあいだに結核の感染爆発が生じると、原因は劣悪な労働環境にあるという声が高まり、社会改良家と呼ばれる活動家と一部の労働者（労働運動家）を中心として、労働条件の改善を求める運動が始まった。これらの運動は、各地で「工場法」と呼ばれる労働条件規制立法に結実した。

産業革命の先進国イギリスでは、一八三三年に一般工場法が制定され、以後改正が繰返された。そのなかで、労働時間の上限規制、児童労働の禁止、若年労働者や女性労働者の労働時間制限、工場の労働環境をチェックする工場監督官の配置などが実現された。

フランスでは、一八四一年に児童労働法が制定され、八歳未満の児童を雇用することの禁止や、同年齢以上の児童に関する労働時間の上限規制が法制化された。子供は「工場に通う、働く主体」から「学校に通う、教育の客体」に変化してゆく。

◉マラリアの場合

古代ローマの領土は、そのほとんどがマラリアに汚染されていた。

大移動（三七五年開始）を経てヨーロッパに定着したゲルマン系諸民族のうち、最終的に優位に立ったフランク族は、ローマの領土の北辺にあってマラリアの影響が少ない地域に立国し、国力を伸ばした。これによってヨーロッパの中心は、南部や地中海沿岸部（アルプス以南、今日のイタリア）から北部（アルプス以北、今日のイギリス・ベネルクス三国・北部フランス）に移動した（[橋本／一九九一] 八八頁）。

もちろんアルプス以南と以北の人的あるいは物的な交流は続いたから、マラリアは、この交流を利用してアルプス以南からアルプス以北に広がってゆくが、ヨーロッパの中心がアルプス以南に戻ることはなかった。

ただし、マラリアが社会に対して最大のインパクトを与えたのは、大航海時代のことである。パナマ地峡について先述したとおり、マラリアは、ヨーロッパ人と、彼らに付き従

ったアフリカ人によって、アメリカ大陸に到来した。同地の先住民は、マラリア耐性をもたなかったため、アメリカ大陸では「新種」だった他の病気がもたらされたことと相まって、人口の激減に見舞われた。

彼らの代わりの労働力として利用されたのは、アフリカから「輸入」された奴隷だった。アフリカ人は、人類が同地で誕生して以来、先祖代々マラリアとつきあってきたため、鎌状赤血球や免疫をはじめとする耐性をそなえていたからである。

こうして、一七世紀になると、のちに「大西洋三角貿易」と呼ばれる貿易システムが出来上がる。このシステムでは、ヨーロッパで生産された銃その他の製品が、アフリカに輸出される。アフリカからは、アフリカ人が奴隷としてアメリカ大陸とりわけラテンアメリカに「輸出」され、サトウキビから砂糖を生成する労働などに従事する。ラテンアメリカからは、奴隷が生産した砂糖などがヨーロッパに輸出される。こうして貿易の三角形が完成した。

この貿易で蓄えた富をもとに、一八世紀に入り、ヨーロッパ諸国のうち、まずはイギリスで産業革命が始まるのである。

そののち一八八〇年になり、ようやくマラリアの病原体であるマラリア原虫が発見され

た。マラリアはハマダラカなど特定の蚊が感染者の血を吸い、非感染者に注入することによって広まるという所説が発表されたのは一八九六年、この所説が証明されたのはその三年後のことだった。

　これらの発見はワクチンや治療薬の開発競争を招いたが、同時に、中間宿主である蚊を根絶させる方策を発見しようとする試みも促した。すなわち、蚊に効く殺虫剤をみつけるべく、各国の企業や科学者が資金と努力を投入しはじめたのである。そのなかで（再）発見されたのが、すでに一八七四年に合成され、一九三九年に殺虫効果とりわけ殺蚊効果が確認されたＤＤＴ（ジクロロジフェニルトリクロロエタン）だった。第二次世界大戦後になると、マラリアの流行に悩む地域を中心として、ＤＤＴの使用は爆発的に増加し、蚊の減少と生態系の変容をもたらした。

　まとめよう。社会は感染症のあり方に影響し、感染症もまた社会のあり方に影響する。感染症と社会が相互に影響を与えあうなかで、両者が変容してゆく。これが、感染症と社会の相互作用のプロセスであり、メカニズムである。

　感染症とぼくらは、たがいを完全に滅ぼすことなく、ともに進化してきた。つまり病原

体はぼくらの敵である、と簡単にいうことはできないのである。

第4節‖ブックガイド

◉感染症と歴史に関する総論

やはり**ウィリアム・マクニール『疫病と世界史』**（上下巻、佐々木昭夫訳、中央公論新社・中公文庫）〔マクニール／二〇〇七〕から始めなければならないだろう。

同書の原著は、今から半世紀近く前の一九七六年に刊行された。そのなかで、マクニールは、感染症とさまざまな史実との関係を解きほぐし、場合によっては大胆な仮説を提示することにより、感染症を歴史のなかに位置づけた。同書は「感染症の歴史」ではなく「感染症と歴史」とでも呼ぶべき分野を切りひらき、いまや現代の古典となった。文庫版は上下巻ではあるが比較的薄く、合計六百ページ弱。日本語でもあるし、興味ある読者には十分に読みやすいと思う。

同書の内容について、もうちょっと詳しくみてみよう。マクニールは、まず、社会、自然界、病原体という三つのアクターのあいだのバランスのあり方とその変化という観点から歴史を捉えることを提唱する。そして、これらアクターのあいだの関係について「ミクロ寄生」と「マクロ寄生」という概念を提示する。

「大部分の個々の人間の生命を、病原体によるミクロ寄生と大型肉食動物によるマクロ寄生の狭間で、辛うじてつかの間の無事を保っているに過ぎない存在として捉えることができる。そして、この後者の代表格は、古来一貫してほかならぬ人間仲間に決まっていた」（同・上巻三一頁）

ミクロ寄生とは、微生物が生物に寄生して生存することを意味している。そして、マクロ寄生とは、生物とりわけ動物が他の動物を利用して生存することを意味している。マクロ寄生をおこなう主体の代表格である人間は、集団、共同体、さらには社会を形作る。結局、歴史とは、自然界において、病原体と社会が個々の人間を結節点として相互に接触し、交流し、変容しあうプロセスを意味する、とマクニールは説く。本書は感染症と

社会の相互作用を通じて歴史に接近することを試みるが、このアプローチはマクニールから大きな影響を受けている。

病気とりわけ感染症を、さらに広い歴史的パースペクティヴのなかに位置づけたのが、**ジャレド・ダイアモンド『銃・病原菌・鉄』**（上下巻、倉骨彰訳、草思社・草思社文庫）［ダイアモンド／二〇一二］である。

同書は、なぜ欧米が近年まで世界を制覇してきたのかという問題を、銃の生産をはじめとする科学技術の発展、鉄器の使用、そして非欧米人が免疫、耐性、対応策をもっていなかった感染症病原体の保有という三点にまとめ、さらに、なぜ欧米人はこれら三点を利用できるに至ったかを検討し、ベストセラーとなった。

ジャック・リュフィエ他『ペストからエイズまで』（仲澤紀雄訳、国文社）［リュフィエ他／一九八八］は、「医療人類学」という立場から、これまた広いパースペクティヴのなかに感染症を位置づけようと試みている。

すなわち、一方では、遺伝学や進化生物学の知見にもとづいて、感染症と人間の関係を

生物学的な次元で分析しつつ、他方では、感染症がもたらす被害をなくすために社会が進めてきたさまざまな取組としてワクチン、治療薬、治療法の開発や公衆衛生政策の展開と、そのもとにある医学観念の進化をフォローし、両者の交錯のなかで感染症を捉えようとしている。その広い視野には、学ぶことが多い。

日本人の手になるものとしては、まずは、感染症史研究の第一人者・**飯島渉の『感染症と私たちの歴史・これから』**（清水書院）〔飯島／二〇一八〕を挙げたい。同書は、まもなく始まる高等学校「歴史総合」科目の副読本として編まれた百ページ弱のブックレットである。高校生を主要読者として想定していることもあり、きわめて平易な文体で書かれているが、内容は濃い。マクニールの影響を受けつつも、マクニールが西洋から「感染症と歴史」をみたのに対して、東洋から「感染症と歴史」をみることを試み、自身がこれまでたずさわってきた実証的な研究の成果を踏まえ、そこから得た該博《がいはく》な知識をもとに、日本人にとっての「感染症と歴史」を通史的に描いている。

石弘之『感染症の世界史』（KADOKAWA・角川ソフィア文庫）〔石／二〇一八〕は、ペスト、コレラ、マラリアといった昔からある感染症から、ヘルペス、トキソプラズマ症、子

宮頸がんなど近年問題となっている感染症、さらにはエボラウイルス病、新型インフルエンザ、エイズをはじめとする新興感染症について、簡潔にして要を得た説明を加え、さらに日本における感染症の歴史をたどっている。文庫本一冊で感染症について基本的なことがわかる、すぐれた入門書である。

このほか、**ウィリー・ハンセン他『細菌と人類』**（渡辺格訳、中央公論新社・中公文庫）〔ハンセン他／二〇〇八〕は、代表的な感染症について、その特徴、歴史、制圧のためになされた研究など、簡潔な説明を加えている。**フレデリック・カートライト『歴史を変えた病』**（小林武夫他訳、法政大学出版局）〔カートライト／一九九六〕は、感染症が世界の歴史に大きなインパクトを与えた事例をいくつか取上げ、そのプロセスを詳細に追っている。

◉結核とマラリア

結核については、とりわけ日本では明治時代から「文人の病」などとみなされてきたことから、文化史的な研究にもとづく書籍が多い。代表的なものとしては**福田眞人『結核の**

文化史』（名古屋大学出版会）〔福田／一九九五〕や同じ著者による**『結核という文化』**（中央公論新社・中公新書）〔福田／二〇〇一〕がある。

そのなかで、**島尾忠男『結核の今昔』**（克誠堂出版）〔島尾／二〇〇八〕は、明治期以降の日本における結核の歴史を「肺病死亡統計」や「結核実態調査」のデータをもちいて数量的に分析するとともに、結核の診断や治療法の歴史を追うことにより、日本における結核の歴史の実態に接近しようと試みている。

マラリアについては、日本では「熱帯の病気」というイメージがあるせいか、いまひとつ関心を呼ばない印象があるが、なによりもまず**ソニア・シャー『人類五〇万年の闘い』**（夏野徹也訳、太田出版）〔シャー／二〇一五〕が参照されなければならない。副題に「マラリア全史」とあるとおり、現生人類よりも長い歴史をもつこの感染症について、マラリア原虫の生態史、マラリアの歴史から、第二次世界大戦後の世界的マラリア根絶計画の成果と限界に至るまでを論じた大作である。大作ではあるが、科学ジャーナリストの手になる書であり、また翻訳もすぐれているため、サクサクと、しかも興味深く読める。

ロバート・デソウィッツ『マラリアvs.人間』（栗原豪彦訳、晶文社）〔デソウィッツ／一九九六〕は、内臓リーシュマニア症とマラリアという二つの病気について、感染地帯における

フィールドワークを土台としながら、病気と治療法探究の歴史を描きだしている。マラリアについては、キニーネ、ＤＤＴ、クロロキンと、効果のある治療薬や殺虫剤は登場したが、ワクチンの開発は難航した。デソウィッツは、ワクチン開発の失敗の歴史を詳細に追い、人間が万能ではないことを鮮やかに示している。

日本人の手になるものとしては、**橋本雅一『世界史の中のマラリア』**（藤原書店）〔橋本／一九九一〕に着目したい。微生物学者にしてすぐれた歴史的センスを発揮する著者が、マラリアの歴史を的確に描いた一冊である。また、同書には日本におけるマラリアの歴史が付されているが、そこでは、一九五〇年代初頭まで一定数のマラリアの発病がみられたことが示されている。こうして、ぼくらの固定観念がかろやかに打ちやぶられてゆく。

さらにいえば、戦前の大日本帝国では、台湾などを植民地として抱えていたことを反映して、マラリアの流行は重大な問題だった。**飯島渉『マラリアと帝国』**（東京大学出版会）〔飯島／二〇〇五〕は、マラリアが流行する植民地において、日本がいかなる対策をとり、そこにいかなる意図が込められていたかを明らかにする大作である……が、専門書で値段も張るので、むしろ、そのエッセンスが凝縮された同**『感染症の中国史』**（中央公論新社・中公新書）〔同／二〇〇九〕第三章第二節「台湾のマラリア」を読むことをお勧めする。新書

二〇ページという短い分量のなかにさまざま重要な論点が凝縮して論じられ、色々なことを考えさせられる密度の高い文章である。

第1章
ペスト

地中海を海上輸送された「**黒死病**」は、民衆に力を与えた

第1節＝ペスト菌の生態史

◉ペスト菌、ネズミ、ノミ、人間

歴史上もっとも有名な感染爆発はなにか。インフルエンザとかエイズとか、最近でいえばエボラウイルス病とか、いろいろな感染症が頭をよぎるかもしれないが、たいていは「ペスト」という答えが返ってくるのではないだろうか。

ペストの病原体はエルシニア属細菌の一種であるペスト菌であり、もともとはリスやネズミなど齧歯目の動物に感染する病気だった。その起源については、中央アジア、中国雲南地方あるいは中東など諸説があったが、近年、遺伝子解析によって、中国起源であることがほぼ明らかになった（[Achtman et al.／2010] 参照）。

感染を媒介する中間宿主はノミであり、ペストに感染した齧歯目動物たちの血液を吸う際にペスト菌を取りこみ、別の個体の血液を吸う際に体内のペスト菌を放出することによ

って感染させる。

人間が定住し、農耕をおこなうようになると、穀物などを貯蔵する人間の家屋に齧歯目であるネズミ、とりわけクマネズミが住みつく。こうして、おもにクマネズミからノミを経てヒトに感染するというペスト菌の感染ルートが成立する。ペスト菌の発見は一八九四年、感染ルートの解明は一八九八年のことだった。

予防および治療法としては、ワクチンと抗菌剤がある。

前者については、一八九七年にヴァルデマール・ハフキンが感染のリスクを低下させるワクチンを完成させたが、今日に至るまで完全な予防手段としてのワクチンは開発されていない。

後者については、一九四〇年代から発見され、利用されはじめた各種の抗菌剤が有効であることがわかっている。

ペストは、その症状によって、腺ペスト、肺ペスト、敗血症性ペストの三種類に大別できる。

このうち腺ペストは、まずリンパ節が腫れ、ついで皮膚に出血斑、膿胞《のうほう》、出血が現れる。肺ペストは、腺ペストを発症させたペスト菌が肺に入って発症し、血痰、喀血、呼吸困難を生じさせる。

敗血症性ペストは、ペスト菌が血管に入って敗血症を起こし、出血斑や壊死《えし》を引きおこす。壊死のために全身が黒いあざだらけとなることから「黒死病」という別名が付けられたといわれている。

ひとたび人間がペストに感染すると、ヒトからヒトへの感染が生じる。肺ペストは、感染者の咳やくしゃみによって飛沫が広がり、飛沫を吸いこむことによって感染する飛沫感染や、飛沫が物体に付着し、それを触ることによって感染する接触感染によって引きおこされる。腺ペストの場合は、感染者の体液に触れることによって感染が生じる。さらに、感染者からノミを経て健康な人間に至るという感染ルートや、感染したネズミなどからノミを経て健康な人間に至るというルートもあるため、ペストは容易に感染爆発を引きおこす（［宮崎／二〇一五］五～七頁）。

ペストの死亡率（全住民に対する死亡者の比率）と致死率（感染者に対する死亡者の比率）については諸説があるが、適切な対策がとられない場合は、死亡率は三〇パーセント

から九〇パーセント、致死率は六〇パーセント（腺ペスト）からほぼ一〇〇パーセント（肺ペスト）といわれている。

イタリアの歴史学者カルロ・チポッラは、一六三〇年から翌年にかけて北イタリアでペストが流行した際に、人口約五千人の都市プラートでどのような事態が生じたかを詳細に描きだしている（［チポッラ／一九九〇］第二章）。

一六二九年一〇月末にペスト接近の報に接したプラートの都市参事会は、公衆衛生局を設置し、懸命の予防および感染拡大防止措置をとった。そして翌年一〇月、ペストは同市に到達。流行が終息した一六三一年六月までの九か月間の死亡率は約二五パーセントだった。先述した平均値を考慮すれば、プラート市公衆衛生局はペストの感染拡大防止に一定程度成功したといってよいだろう。

ワクチンも抗菌剤もない当時の感染拡大防止策は「隔離、閉鎖、廃棄」だった。すなわち、感染者が出れば彼らを感染病棟に隔離するとともに、彼らの家を立入禁止とする。町を閉鎖し、外部からのアクセスを禁止する。そして、感染者の家財道具を廃棄（できれば焼却）するのである。

ペストをはじめさまざまな感染症の流行を経験してゆくうちに、人間は、感染症について「なにか伝染をもたらす物体がある」と考えるようになった。そして「その機能を停止させるためには、ヒトやモノの移動や、ヒトとヒトの直接あるいは間接の接触をとめることが有効である」ことを学んでいった。

「隔離、閉鎖、廃棄」は、いまもかわらず感染拡大予防措置の基本である。

◉三度の感染爆発

歴史上、ペストは三度の感染爆発を生んだといわれている。

第一次感染爆発は、六世紀、地中海沿岸で生じた。

アフリカからアラビア半島に至る地域で原発したペストは、五四一年にエジプトの港町ペルジウムで流行を引きおこし、アンティオキア、東ローマ帝国の首都コンスタンティノープルと、主要都市を伝わって広がるとともに、これら都市の後背地である地中海周辺内陸部に進出した。

この流行は三年ほどで終息したが、その後も一〇年から一二年おきに流行が再発し、六世紀末に終息するまで東ローマ帝国のほぼ全領土に被害をもたらし、死亡率は三〇～四〇パーセントに達したといわれている。そして、その後もペストは、地中海沿岸部では、八世紀末まで散発的に発生した（［宮崎／二〇一五］一四～二三頁）。

第二次感染爆発は、一三四七年、クリミア半島の都市カッファ（現フェオドシア）で発生した。

この爆発の原発地については、中央アジア（［宮崎／二〇一五］二七頁）とも中近東（［飯島／二〇〇九］一一頁）ともいわれている。また、ペストの単独感染爆発という説と、炭疽《たんそ》病などとの複合感染爆発という説がある（［飯島／二〇一八］三七頁）。

一三四七年、カッファはジェノヴァの植民都市だったが、四年前からキプチャク・ハン国（モンゴル）の軍隊の包囲下にあった。このような状況のなか、キプチャク・ハン国の軍内でペストが流行した。同軍はしばらくして撤退を開始し、カッファは籠城を解いて連絡船を本国ジェノヴァに派遣した。

船はコンスタンティノープル、メッシーナ（シチリア島）、カターニャ（イタリア本土）

を経てジェノヴァに到着したが、この船に、ペストに感染した人間とネズミが乗っていた。港に到着すれば人間とネズミは下船し、ペスト菌を拡散させ、感染爆発を引きおこす。感染爆発はヨーロッパ大陸のほぼ全域を覆い、ようやく五年後の一三五二年に終息した。

　この感染爆発の死亡率については、情報が断片的であることもあり、二五パーセントから六〇パーセントまで諸説がある。

　興味深いのは、初期に感染爆発をみたイタリアやフランスの死亡率が四〇～六〇パーセントと高いのに対して、一三五〇年代に感染爆発を経験した東ヨーロッパの死亡率が二〇パーセント台と比較的低いことである。おそらくは、同地の人口密度が低く、感染がおこりにくかったためだろう。

　ただし、歴史学者・宮崎揚弘《あきひろ》は、感染爆発を続けているうちにペスト菌が突然変異を起こし、毒性が低下した可能性があることを指摘している（［宮崎／二〇一五］一一一頁）。

　もっとも、このことは、ペストあるいはペストの流行がヨーロッパから消滅したことを意味しない。その後も、局地的なものとはいえ、各地で、ほぼ一〇年ごとにペストの小規模な流行がみられた。ヨーロッパでペストの流行が姿を消すには、一八世紀を待たなければならない。

そして第三次感染爆発は一八九四年、香港で始まった。

原発地は雲南地方であり、そこから広東省を通って香港に至ったと考えられている。当時、雲南地方ではアヘンの栽培が盛んであり、栽培されたアヘンは広東省で取引されていた。また、一八五六年、雲南地方ではパンゼーの乱と呼ばれる少数民族・回族による反乱が生じたが、反乱鎮圧のために出動した軍隊がペストに感染してしまった。この軍隊が、交代のために、あるいは鎮圧後に、ペスト菌をもって広東省に戻ってきた。これらを契機として一八六七年に広東省でペストが発生し、一八九四年になると省都・広州で流行が生じ、それが香港に広がって感染爆発を引きおこした（〔飯島／二〇〇九〕六〜七頁）。

ペストは香港からゆるやかに中国大陸に広がり、さらに、一八九七年に台湾と日本、九九年にハワイにも感染者を出したのち、終息した。

その後も、ペストはアジア各地で散発的に局地的な発生をくりかえした。たとえば一九一〇年から一一年にかけてはロシアから満州（現・中国東北地方）に至る地域で発生し、華北地方から、さらには北京でも感染者を出している。

第三次感染爆発は、第二次感染爆発に比較すれば、規模は小さかった。それでもこの感

染爆発が興味深いのは、自然科学が急速に発達していた時期だというのに、それでもなお感染症が広まった、という事実による。

じつは、ペスト菌が発見（分離）されたのは、まさに一八九四年、香港でのことだった。発見者は、香港の感染爆発に際して派遣されたスイスの微生物学者アレクサンドル・エルサン。ペストの病原体は、のちに彼の名を取って「エルシニア・ペスト菌」などと呼ばれることになる。その後、北里柴三郎も同年にペスト菌を発見していたことが認められ、「キタサト・エルシニア・ペスト菌」とも呼ばれるようになった。

第2節 ヨーロッパにおけるペストと社会

◉気候変動と都市化

本書では、第二と第三の感染爆発をとりあげ、ペスト菌と社会の相互作用について、もう少しくわしく考えてみたい。第一次感染爆発は六世紀のことであり、なにぶん資料が少

ないのである。

まず第二次感染爆発、つまり一四世紀ヨーロッパで始まった通称黒死病である。

地中海沿岸部を含むヨーロッパ全域では、第一次感染爆発のあとも、少なくとも八世紀までは、ペストの散発的な流行がみられた。それからしばらくペストは姿を消し、一四世紀に復活して感染爆発を引きおこした。

もちろん、一三四七年にキプチャク・ハン国軍がカッファを包囲するなかでペストが流行したことが、直接のきっかけとなったことはたしかである。軍内の感染者からカッファの人びとに感染し、感染者を乗せた連絡船が本国ジェノヴァにむけて出発し、停泊した各地でノミと感染者とペスト菌をまき散らした、というわけだ。

しかし、それでは、なぜ九世紀から一四世紀まではペストの流行がみられなかったのだろうか。なぜ一四世紀になって、キプチャク・ハン国はカッファがある黒海沿岸に進出してきたのだろうか。

これらの疑問を解くカギは、まず気候変動にある（［アーベル／一九七二］、［フェイガン／二〇〇九］、参照）。

一〇世紀から一四世紀にかけて、世界は温暖期をむかえた。

そのため、ヨーロッパをはじめとする温帯地域では、食料生産が増加し、人びとの栄養状態は改善した。

中央ユーラシアでは、遊牧民が放牧を基礎とするライフスタイルにもとづいて生活していたが、温暖化によって、放牧に適した草原地帯がかなり北部まで広がった。そのため、彼らが南下し、温帯地域の農耕定住民と接触する機会は少なかった。

次に社会のあり方だが、ヨーロッパについて留意するべきは、ローマの衰退と時を同じくして「中世」と呼ばれる時代が始まったことである。

ほぼ五世紀から一五世紀にかけて千年ほど続いた中世の特徴のひとつは、農業が主要な産業であり、また農業は荘園制度（あるいは領主制度）によって営まれていたことである。この制度のもとでは、人びとは荘園と呼ばれる自給自足的で孤立した農場で生活し、領主（支配者）が農奴（移住の自由がないなどの点で半分奴隷的な存在といってもよい農民）を働かせていた。荘園の範囲をこえてたくさんの人びとが接触する機会は、さほど多くなかった。

もちろんローマ以来の遠隔地貿易は存続し、ヒトやモノが移動する通商ルートは感染症の拡大ルートとしても機能しえた。しかし、主要産業の基本単位が孤立的な荘園であるか

らには、ヒトやモノの移動は大規模なものとはなりえなかった。これは、感染症の発生や流行にとっては不利な条件である。

ところが、中世が進行するにつれ、気候変動や社会のあり方が感染症に有利な方向に変化するという事態が生じた。

まず気候変動だが、一四世紀半ばから平均気温の低下が始まり、世界は「小氷期」と呼ばれる寒冷期に入った（「フェイガン／二〇〇九」参照）。小氷期は一七世紀にピークを迎え、一九世紀まで続くが、不作や凶作を招き、人びとの栄養状態を悪化させた（「アーベル／一九七二」参照）。

人びとは、寒さを避けるため、寝具を共有するなど、身を寄せあうようにして暮らすようになった。また中央ユーラシアでは、寒冷化によって北部の草原地帯が縮小し、場所によっては消滅した。この地で生活していた遊牧民は放牧に必要な草原を求めて南下を始め、農耕定住民と接触し、場合によっては生存のために攻撃しはじめた。遊牧民からなるキプチャク・ハン国の攻撃から始まるカッファの攻防は、そのエピソードのひとつである。こうして感染症の流行に適した状態が生じた。

社会のあり方をみると、一二世紀ごろから、人口の増加や農業生産性の向上を受けて、

イタリアをはじめとするヨーロッパ各地で、人びとが集住して都市（中世都市）を作りはじめた（〔村上／一九八三〕四四～四六頁）。これら都市は、近隣の荘園で生産される農産物の消費地や交易地となった。また、都市によっては、遠隔地貿易によって届けられた奢侈《しゃし》品の市場として機能するようになった。

当時の都市は、今日と異なって衛生状態も良くなかったから、人口密度の高さと相まって、感染症の流行にとっては好適な場所だった。不潔な狭い地域に、ヒトとネズミとノミがともに生活していたのだから。このような都市の増加もまた、感染症の流行を促す要因となった。

これら要因が複合的に作用し、一四世紀におけるペストの感染爆発を準備した。

◉荘園制度の終焉

一四世紀ヨーロッパで発生した第二次感染爆発は、この地の社会をおおきく変化させた（〔奥西他／二〇一〇〕一七～八頁）。この変化は、おもに、経済、学術、そして信仰と文芸という三つの領域に現れた。

まず経済の領域では、荘園制度が弱体化、場所によっては崩壊し、新しい農業生産システムが広まった。

ペストは、栄養状態や衛生状態の悪い人びとのあいだで広まりやすく、また高い死亡率を記録する。荘園制度を構成する領主と農奴という二つの階層についていえば、これは、ペストが流行すると、農奴の死亡率のほうが高く、したがって労働力が減少することを意味する。荘園の生産活動の中核をなしていた農業は労働集約的だったから、労働力が減少すれば農産物の生産量は低下し、場合によっては激減する。荘園は存続の危機に瀕したのであり、この事態は今日「領主制度の危機」と呼ばれている。

領主は、危機に直面して、生産物のうち自分の取り分を増やして自分の生活水準を維持するか、逆に農奴に妥協して彼らの取り分を増やすなど待遇改善に努めるか、という二者択一を迫られた。もちろん領主としては、自分の生活水準は守りたいから、前者を採用する方が好ましい。しかし、それは農奴の取り分を激減させるから、彼らの不満を高め、さらには爆発させる危険がある。

実際、当時、長期の戦争（百年戦争、一三三七～一四五三年）を続け、ただでさえ人びとが生活に苦しんでいたイギリスとフランスでは、農奴を中心とする貧しい民衆の反乱が

生じ、広範囲に広まった。イギリスでは、一三八一年にワット・タイラーとジョン・ボールを指導者とする「ワット・タイラーの乱」が生じ、民衆の待遇改善をめぐって国王政府と交渉するまでに至った。このときにボールが述べたとされた言葉「アダムが耕しイヴが紡いでいたとき、だれが領主だったか」は、今日でも有名である。フランス北部では、一三五八年、ギヨーム・カルルを指導者とする反乱「ジャックリー」が勃発した。

二つの反乱はともに弾圧されて終息したが、農奴たち民衆に対する妥協の必要性をひろく実感させることになった。

農奴の減少は、領主のあいだで農奴の引き抜き合戦が始まることも意味した。農奴がいなければ、荘園の生産活動はなりたたないからである。農奴を引き抜くためには、より良い待遇を約束しなければならない。そこで考えうる最善の約束はなにかといえば、それまで農奴が被《こうむ》っていた不自由を撤廃し、自由な農民として処遇するというものだろう。

こうして、農奴の自由農民化が、イギリスやフランスなど西ヨーロッパを中心に進みはじめる。ヨーロッパ中世社会は領主と農奴からなる荘園制度を土台としていたから、これは中世的な社会の構造がおおきく揺らいだことを意味する。労働力を失った荘園は徐々に解体され、自由な身分となった農民が、みずからの土地（自作農）や、地主から借りた土

地（小作農）を耕す、という農業システムにとってかわられてゆく。これは、歴史上「農奴解放」と呼ばれている。

また、一部の地域では、解放された農奴である自由な農民などからなる労働力が出現、さらには増加したことを受けて、産業の特化、さらには各産業のなかでの生産物の特化が始まった。

とりわけ有名なのは、時代は下るが、一六世紀イギリスで生じた事態である。イギリスでは、農奴解放後も地主（その多くは元領主）の力が強く、彼らが耕地の多くを所有し、農民は小作農としてこれら土地を借用して耕作していた。ところが、一四世紀ごろから毛織物工業が急速に発達し、一六世紀になると、原料となる羊毛が不足するという事態が生じた。

この事態に対応して地主が採用したのが、自分が所有する耕地を小作農に貸与するのをやめ、羊のための牧草地や放牧地に転用することだった。これを「第一次囲い込み」と呼ぶが、第一次囲い込みは耕地を取り上げることによって多くの小作農を困窮化あるいは離村させるとともに、それまで耕地だった土地を草地（牧草地、放牧地）に代えた。こうして、今日でもイギリスにみられる「どこまでも草地が続く風景」の形成が始まった。

◉「公衆衛生」の誕生

次に学術の領域における変化を見てみよう。

中世ヨーロッパでは、どの学問領域においても、キリスト教の教義にもとづく所説が正統かつ当然の存在とみなされていた。しかし、一二世紀になると、イスラーム圏の書籍が翻訳されるようになり、イスラーム文化に影響を与えた古代ギリシアや古代ローマの知が再発見されることとなった。

病気と密接な関係にある医学についてみると、当時ペストは古代の知とキリスト教との混合物にもとづいて解釈された。しかし、これらはどれも千年から二千年近く前の知識であり、それらに基づいているかぎり、医学がペストという病気をただしく理解し、有効な治療法を提示するには至らなかった。

たとえば、ペストの原因に関する所説をみると、当時の医学者たちが提示したのは、ミアズマ（瘴気）と呼ばれる腐敗した空気、星座の配置状況、天候不順などだった（[村上／一九八三] 九九～一〇二頁）。微細で毒素を出す感染因子こそがペストの原因であるという所説が

登場するのは、一六世紀のことである。そして、この所説を唱えたのは、ここでもまた、結核は感染因子によって広まると主張した（本書序章第3節に登場した）フラカストロだった（［宮崎／二〇一五］九三〜九四頁）。

しかし、第二次感染爆発当時の所説では、ペストが感染爆発を引きおこすことは説明できないし、したがって有効な対策を打出すこともできないだろう。これら実践的な課題に取り組んだのは、医学者ではなく、今日でいう公衆衛生を担当する人びとだった。

公衆衛生とは、各個人の健康ではなく、ある地域や集団について総体的に把握された健康のことである。そのため、公衆衛生の担当者は、病気の原因や治療よりは、病気の流行や感染に関心を向ける傾向にある。ペストの原因がなにかはとりあえず措いておき、その流行を抑制するべく感染を防ぐ方策が、彼らによって試行錯誤的に進められたのである。

公衆衛生の先進地はイタリアであり、第二次感染爆発に際してフィレンツェやヴェネツィアでは公衆衛生官が設置され、感染の予防と感染拡大の阻止にあたった。ペストの流行に対する公衆衛生官の処方箋は、それがヒトからヒトに感染することを重くみて、早い段階から、感染者の隔離、ヒトやモノの移動制限、そして汚染物の焼却処分、つまり先述した「隔離、閉鎖、廃棄」に絞られた。

のちに公衆衛生官は常設の公衆衛生局に格上げされるが、彼らの多くは医学者ではなく一般行政官だった（［チポラ／一九八八］三七〜四三頁）。ここに、ぼくらは、医学と異なる公衆衛生学という新しい学問領域の誕生をみてとらなければならない。

◉ルネサンス、そして宗教改革

信仰と文芸の領域においても、ペスト感染爆発は大きな影響を与えた。

ヨーロッパの人びとにとって、感染爆発は「死」を身近なものとさせる出来事だった。もちろんだれにとっても死は厭わしい存在だったから、人びとは、死を避けるために、すがりうるもの、頼るべきものを求めて右往左往した。

まず頼られたのは、いうまでもなくキリスト教である。多くの人びとが神に祈るために教会におもむき、巡礼に旅立ち、慈善活動にのりだし、あるいは遺産を教会に委ねた。人びとは、神やイエスのみならず、さまざまな聖人を守護聖人とし、みずからの健康と安寧のために祈りをささげた。これら守護聖人の代表的な存在は聖母マリアであり、この時期にマリア信仰が各地に広まった。また、感染爆発さなかの一三五〇年には、クリスマスか

らの数か月間に百万人以上の人びとがローマに巡礼した。さらに、イギリスでは、遺言を残した人びとの遺産の二割以上が慈善活動に向けられたといわれている（［宮崎／二〇一五］一一七〜九頁）。

死を前にして、人びとの信仰心は高まりをみせたのである。

問題は、それにもかかわらず、ペストの流行が止まらないことにあった。感染爆発から一六世紀半ばまでの約二百年のあいだに、ペストは二〇回以上もヨーロッパを襲った。ここから、当時のキリスト教を司るカトリック教会に対して人びとの疑念……とまではいわないが、距離感が生じることになった。

この距離感と、遠距離貿易によってイタリア諸都市などに蓄積された富が合流したところに生じたのが、ルネサンスである。ルネサンスを代表するのは、フィレンツェをはじめとする諸都市に登場した芸術家や思想家だが、彼らは、富を蓄えた貿易商をパトロンとし、カトリック教会と、教会が支配する時代つまり中世に対する懐疑を抱えながら、神ではなく人間を関心の対象に据えた。

このうち思想家たちは、のちに「人文主義者（ヒューマニスト）」と呼ばれることになるが、彼らは古代ギリシアやローマの文化や思想や学問を復興させようとした。彼らにい

わせれば、古代は神ではなく人間が世界の中心に存在した時代であり、古代の文化を学べば人間の本性が明らかになるはずだった。彼らが唱えた人文主義とは「人間中心主義」であり、人間中心主義が卓越していた古代の精神を復活（ルネサンス）させ、発展させることこそが彼らの目的だった。エラスムスしかり、ニコロ・マキアヴェリしかり、トマス・モアしかりである。

さらに、カトリック教会に対する距離感は、信仰の次元においても、大きな変化をもたらした。いうまでもなく、一六世紀にマルティン・ルターが開始した宗教改革である。教会に対する宗教的批判は一四世紀からみられていたが、一六世紀に入るや、この批判は王侯から民衆までを含む反教会運動と化した。その背景にルネサンス期の人文主義の影響があったことは、いうまでもないだろう。

ルネサンスと宗教改革は、信仰や文芸の領域において、ヨーロッパに新しい時代が到来したことを告げる出来事だった。この時代は、今日では「近世」と呼ばれている。

この事態を打開するためにイギリスが目を付けたのが、中国で広まっていたアヘン吸引の習慣だった。アヘンの主要生産地はイギリスの植民地となりつつあったインドであり、イギリスは、インドから中国にアヘンを輸出することによって対中貿易赤字を解消しようとした。

こうして、イギリスからインドに綿製品を輸出し、インドから中国にアヘンを輸出し、中国から茶や磁器を輸入するという貿易構造、つまり（先述した大西洋三角貿易と同じく）イギリス主導の三角貿易が成立した。

もちろんアヘンは中国でも麻薬扱いであり、インドから中国へのアヘン輸出は密貿易というかたちをとって実施された。

この密貿易に端を発して生じたのが、有名なアヘン戦争（一八四〇～四二年）である。戦争はイギリスの勝利に終わり、インドからのアヘン輸入はさらに増加した。

ここにビジネスチャンスをみたのが、中国人のアヘン生産者やアヘン商人である。彼らは中国国内でアヘンの生産（栽培と精製）と販売を試みるようになった。この生産地のひとつが雲南地方であり、同地で生産されたアヘンは広東省で取引されることとなった。こうしてアヘンの通商ルートが成立する。

そして、雲南地方がペスト菌の原発地だったからには、この通商ルートはペストの感染ルートとしても機能する。さらに広東省から香港は、すぐそこである。かなり遠回りな話と感じられたかもしれないが、香港におけるペスト感染爆発の背景には、大航海時代以来イギリスが整備を進めてきた貿易構造があった。

社会のあり方が第三次感染爆発に与えたインパクトとしてもう一点挙げるべきは、中国における政府のあり方である（〔飯島／二〇〇九〕一四～一五頁）。

中国における伝統的な政治を代表する制度はなにか、といえば、それはおそらく「科挙」ではないか。じつは、日本は歴史的に中国の政治制度や公的制度をかなり輸入してきたが、唯一輸入しなかった（あるいは輸入に失敗した）のが科挙だった。そこから生じるエキゾティズムもあり、中国における伝統的な政治や行政といえば科挙のイメージが強い。

科挙に合格することは、きわめて困難だった。このことから容易に推測できるとおり、伝統的に中国は「小さな政府」を採用してきた。しかし、小さな政府で巨大な国を治めることは至難の業である。

そこで政府が頼ったのが、各種の民間機関だった。これら民間機関はさまざまな公共政

策の領域において政府の役割をカバーする役割を果たした。第三次感染爆発が発生した時期に中国を治めていた清朝もまた、その例外ではない。

ただし、感染爆発に対処するべき公共政策領域は、公衆衛生、社会福祉、そして（あまり効果はないが）医療など、広大かつ多様である。清朝期中国では「善堂」と呼ばれる民間慈善団体がこれら公共政策領域における活動を担当したが、これほど広い領域を民間団体が完全に、あるいは効果的にカバーすることは難しいだろう。ペストは、香港や中国における、この小さな政府の弱点を突いて、感染爆発をもたらすことになる。

◉野蛮と清潔、そして「大きな政府」

ペストの第三次感染爆発が社会に与えたインパクトは、香港や中国では、小さな政府という政治的伝統をめぐって生じた。

先述したとおり、清朝期中国における公共政策のうち、公衆衛生、社会福祉、医療などの領域については善堂が大きな役割を果たしてきた。もっとも、第三次感染爆発時の香港はイギリスの植民地であり、香港政庁が治める地だった。ただし香港もまた小さな政府と

いう方針を採用しており、公衆衛生や社会福祉といった政策領域は「東華医院」という民間慈善団体に委ねられていた。ところが、ペストの感染爆発をみて、民間団体に任せるだけで十分なのかという声が各方面から上がりはじめたのである。

　中国におけるペストの流行はその後も各地で続き、そのなかで、政府の役割の強化を望む声が高まった（［飯島／二〇〇九］二七～三七頁）。とりわけ、義和団事件（一九〇〇年）の結果、天津が英米仏独伊露日墺の八か国連合軍に占領され、同地で連合軍が積極的な医療および公衆衛生事業を展開すると、「大きな政府」を求める声が清朝政府内外で力を増し、清朝は、すくなくともこれら公共政策領域においては、大きな政府路線に転換を始めた。公衆衛生政策を担当する巡警部（のち民政部）衛生司が中央政府に設置されるとともに、その地方組織として巡警道がおかれることになった。

　ちなみに、飯島渉は、この政策転換の背景に「衛生をめぐる『文明』と『野蛮』という観念の一般化、さらには、それにもとづく衛生ナショナリズムの登場」（［飯島／二〇〇九］三二頁）をみてとっている。

　すなわち、一八世紀イギリスに始まる産業革命は、とりわけ工業都市に居住し労働する労働者の生活環境を悪化させた。しかし、一九世紀後半になると、新たな技術革新や、医

学、生物学とりわけ微生物学、公衆衛生学の発展に伴い、生活環境を改善する方策が、欧米を中心に発達しはじめた。

また、一九世紀後半は欧米諸国によるその他地域の植民地化が進む帝国主義の時代であり、「進んだ欧米諸国」対「遅れたその他地域」という対立のイメージがひろく共有された。そして、各地における侵略と植民地化を正当化する根拠とされたのが、「文明化の使命」（フランス）であり「白人の責務」（イギリス）であり「明白な運命」（アメリカ合衆国）だった。

進んだ欧米諸国にとって、「野蛮」な後進地域を植民地化して「文明」化することは「使命」であり「責務」であり「運命」であり、後進地域の人びとに資する営みと位置づけられたのである。

そして、ここでいう「文明化」の程度を測定する基準のひとつが「清潔」だった。人びとの「清潔」を保つのに十分な公衆衛生政策を実施できるか否かが、その国が「文明国」か「野蛮国」かを決める一要素となった。文明国とみなされるためには、公衆衛生政策を拡充しなければならない、というのである。

逆にいえば、公衆衛生政策を拡充すれば、世界の各国から文明国とみなされることにな

る。「わが国はすぐれた衛生状態を維持しているから、文明国である」と宣言するために努力する心性、これが「衛生ナショナリズム」である。

　こうして、中国は、ペストの第三次感染爆発をひとつの契機として、小さな政府から大きな政府へと転換を始める。また、「清潔」をひとつの構成要素とする「文明」の国家ランキングあるいは国際競争に参加することになる。それは、中国にとっては、ある意味では当然の行動だったといえるだろう。アヘン戦争以来、欧米諸国の草刈り場と化していた中国にとり、これら「文明化」された諸国に対抗することは国の存続にかかわる問題だったからである。

　一九一二年、辛亥革命によって中華民国が成立すると、その指導者たちもまた、この課題に直面した。なにせ辛亥革命は、前年に東北地方で始まったペストの流行がほぼ終息したところに始まったのだから。中華民国政府は、成立後ただちに内務部衛生局を設置し、公衆衛生政策の制度化を進める。ちなみに、そのモデルは日本だったといわれている［飯島／二〇〇九］九八〜一〇〇頁）。

第4節 ブックガイド

◉ペストの歴史に関する総論

人間の歴史におけるペストの役割や位置については、やはり**ウィリアム・マクニール『疫病と世界史』**［マクニール／二〇〇七］がすぐれている。ペストの感染爆発が生じるにあたって社会のあり方がいかなる影響を与えたか、そして、感染爆発が終焉を迎えたのち、社会はどのように変化していたか（あるいは変化していなかったか）が、仮説を交えながら、具体的あるいは論理的に解説される。社会と感染症の相互作用という本書の観点にとって示唆的であるとともに、感染症は社会的な存在、つまり社会と密接に結びつき、人間が社会を構成するからこそ存在しうるものであることを、あらためて認識させてくれる。

ジャック・リュフィエ他『ペストからエイズまで』［リュフィエ他／一九八八］第五章は、社会のなかでペストを捉えるという観点を強調していて、印象的だ。ぼくらにとって示唆的な

のは、ペストが人間の紐帯《ちゅうたい》（社会的結合関係、ソーシャビリティ）に対して大きなマイナスの影響を与えたことを指摘している点である。

「この上なく愛情のこまやかな男も、ちょっとした病気の兆しとともに恋人を捨てた。愛と家族とは、死を前にして壊れ去った。町とその秩序を守るべき役人たちは、危険な市民たちからいち早く遠のいていった……。こうしてひとびとは、家族、社会の絆、あれほどの世代にわたって築き上げてきた誇らしい秩序のすべてが眼前で崩壊するのを見た」（「リュフィエ他／一九八八」一一五～六頁）

ただし、付言しておかなければならないのは、感染爆発が終息してしばらく経つと、家族や友人関係や隣人関係といった紐帯は、前と違うかたちかもしれないが、復活したということである。感染爆発後も、家族は残る。友人関係も恋人関係も隣人関係も残る。役人も戻ってきて、それどころか公共部門は肥大化してゆく。実際、今日のぼくらも、多くはこれら紐帯のなかで生活しているはずだ。

ペストの歴史に関する詳細な解説としては、**宮崎揚弘『ペストの歴史』**（山川出版社）

〔宮崎／二〇一五〕がある。著者はフランス近世史の専門家だが、学術的な歴史学者としての知識や方法論を活用して、第二次感染爆発を中心としてペストの通史を描きだしている。

このほか、**石弘之**『**感染症の世界史**』〔石／二〇一八〕第三章は、ペストの歴史を簡潔にまとめており、はじめの一歩として有益である。

◉第二次感染爆発

一四世紀ヨーロッパにおけるペストの第二次感染爆発については、「黒死病」として世界史上著名な史実であるだけに、かなり多くの文献がある。

まずもって挙げるべきは、科学史学者・**村上陽一郎**が著した『**ペスト大流行**』（岩波書店・岩波新書）〔村上／一九八三〕である。自然科学に関する知識を生かしたペストの病因論争、死亡率推定、病原体発見争いなどの記述と、著者の博識にもとづく第二次感染爆発前後におけるヨーロッパの社会や文化の分析が融合した名著である。なぜ科学史の専門家がこんなに幅広い議論を展開する本を書いた（書けた）のかという疑問が心をよぎるが、あとがきをみると、「人間の生と死」に対する著者の一貫した問題関心がペスト第二次感染

爆発に対する着目をもたらしたことがわかる……が、本書の土台をなす論文が大学院生時代に書かれたというのは、いくらなんでも早熟すぎるのではなかろうか。

村上『ペスト大流行』のアップデート版とでもいうべきものが、先述した**宮崎『ペストの歴史』**である。同書における第二次感染爆発の記述は、基本的な構成は村上著を踏襲しているといってよい。そのうえで、宮崎は、村上著が執筆されて以降の第二次感染爆発研究の進展を受け、それらの成果を取りいれて、村上著の叙述に修正と詳細化を加えた。

また宮崎は、ヨーロッパ近世史の専門家であるという利点を生かし、一七世紀トゥルーズ（フランス）、一七世紀ロンドン、一八世紀マルセイユ（フランス）という三つの都市におけるペストの流行についてケース・スタディをおこない、ペストに直面した人びとの個別具体的な心性（メンタリティ）や行動に接近を試みている。これは一九七〇年代ごろから歴史学界に広まった「社会史」という方法論を感染症史研究に適用したものである。

同じくペストの流行に直面した人びとに対して個別具体的に接近しようとしているものとして、**カルロ・チポッラ（チポラ）**の手になる**『ペストと都市国家』**（日野秀逸訳、平凡社）［チポラ／一九八八］および**『シラミとトスカナ大公』**（柴野均訳、白水社）［チポッラ／一九九〇］第二部・第三部がある。

『ペストと都市国家』は、イタリア中部トスカナ地方を舞台に、公衆衛生政策の成立と発展を導きの糸としながら、ペスト第二次感染爆発から一七世紀に至る一般の人びと、医者、公衆衛生担当官の心性を、ミクロな次元で明らかにしている。

『シラミとトスカナ大公』第二部・第三部は、さらにミクロな次元に降りたち、一七世紀にトスカナ地方で流行したペストに対し、小都市プラート（第二部）と農村モンテ・ルーポ（第三部）の住民がどのように対応したかを、残存する古文書などの史料が許すかぎり、微に入り細を穿って叙述したものである。

両著にも「社会史」の影響が色濃くみられるが、宮崎の著書も含め、これらの業績によって、いまから数百年前の人びとが感染症に対していかなる認識をもち、その流行を前にしていかに行動したかがわかるようになった。

これらの業績を読んでわかるのは、ペスト第二次感染爆発に直面した人びととぼくらの間で、心性や行動にそれほど大した違いはないということである。ぼくらはペストの真の原因つまりおもにノミを媒介とするペスト菌の感染という事実を知っているが、それでも、親しい人がペストに感染すれば距離を取るだろう（隔離）。流行が広まれば、なるべく移動を控え、あるいは控えさせるだろう（閉鎖）。身近に感染者が出れば、感染者が接触し

たモノは処分し、触ったところは消毒するだろう（廃棄）。そして、感染の流行が終われば、家族、友人、近隣の住民といった人びととの直接的で身体的な交流を再開するだろう。人間の心性や行動は、そう簡単には変化しないのである。

◉第三次感染爆発

一八九四年に香港で始まったペストの第三次感染爆発については、日本では（皮肉なことに）さほど知られていないせいか、挙げるべき文献は多くない。

まず挙げるべきは**飯島渉『ペストと近代中国』**（研文出版）［飯島／二〇〇〇］である。第三次感染爆発をピークとする一九世紀末から二〇世紀初頭の中国および周辺の東アジア諸国は、「植民地化の危機」に直面していた。同書では、欧米諸国の帝国主義や中国のナショナリズムはいかなる特徴をもち、いかなる展開を遂げたのか、という問題関心から、これら諸国におけるペスト流行の実態と、それに対する人びとの行動や政府の対策が、詳細に叙述および分析されている……が、これも高価な専門書。古書の値段も張るので、ここでもまた、そのエッセンスを凝縮した**飯島渉『感染症の中国史』**（中央公論新社・中公新書）

〔飯島／二〇〇九〕から、第一章をお勧めする。主要な論点が網羅されているので、かなりのことがわかる。日清戦争と日露戦争に勝って中国の植民地化に乗り出さんとしている日本も主要アクターとして出てくるので、その行動に着目しながら読むのもよいだろう。

第三次感染爆発の時期を含む帝国主義期における東アジアの状況については（日本の位置と歴史を考えれば当然ながら）山ほど研究がある。とりあえず出発点としてどれでもよいから高等学校の「日本史」の教科書を押し入れから取りだして再読し、さらに関心が続いたらワンランクアップして**岩波新書「シリーズ日本近現代史」（全一〇巻）**と同**「シリーズ中国近現代史」（全六巻）**を、感染爆発をめぐる日中両国の異同に留意しながら比較しつつ読んでみると面白いかもしれない。

帝国主義期のキーワードのひとつである「文明」の一部をなす「清潔」については、**ジョルジュ・ヴィガレロ『清潔《きれい》になる〈私〉』**（見市雅俊監訳、同文館出版）〔ヴィガレロ／一九九四〕が、中世以来のヨーロッパにおける「清潔」観念の変遷の歴史をたどっており、興味深い。日本と欧米諸国における「清潔」観念の異同については、いまなお、そしてさまざまな批判はあるが、一九四六年に原著が刊行された**ルース・ベネディクト『菊と刀』**（角田安正訳、光文社・光文社古典新訳文庫）〔ベネディクト／二〇〇八〕が出発点をなす。

第2章
天然痘

「消えた感染症」は、医学にイノベーションをもたらした

第1節　天然痘ウイルスの生態史

◉天然痘ウイルスと人間

天然痘は「人類史上、最大の被害をもたらした感染症」（［山内／二〇一五a］九頁）とされている。ウイルス学者・山内一也によれば、二〇世紀初頭からの八〇年間だけでも、三億人から五億人が天然痘で死亡したと推計されている。単純に年平均をとると三七五万人から六二五万人であり、これは膨大な数字である。

しかし、そのわりに天然痘の知名度は低い印象がある。なぜか。

世界保健機関（ＷＨＯ）は、一九五八年総会で天然痘根絶計画、六六年総会で強化計画を、おのおの承認し、これを受けて、米ソをはじめとする各国が予算と人員の双方の面で強力な支援を約束および実行した。そのため、七七年にソマリアで発見された事例を最後に天然痘感染者がみつからなくなり、これを受けて八〇年にＷＨＯが天然痘根絶を宣言したからである。

天然痘の病原体はウイルスであるが、現在このウイルスは、将来生じるかもしれないバイオテロの試みや新型天然痘の突然発生といった不測の事態に備えて、合衆国とロシア各一か所の研究機関のみに保存されている。

天然痘は消えた感染症……というよりも、人間の努力によって消された感染症である。人間が感染症を地上から根絶したのは、天然痘が初めての、そして今日に至るまで唯一の事例である。根絶宣言から半世紀近くたった今日、その知名度が低いのはやむをえないことであり、また、ある意味では望ましいことなのかもしれない。

天然痘は俗称であり、正式名称は痘瘡《とうそう》である。本書では天然痘と呼ぶが、天然痘ウイルスは、アフリカに生息する（ネズミなど）野生齧歯類を宿主とするウイルスを祖先とする。

数万年前に、それが、ラクダを宿主とするウイルス（ラクダポックス・ウイルス）、一部ネズミを宿主とするウイルス（タテラポックス・ウイルス）、そしてヒト、牛、馬、サルなどを宿主とするウイルスにわかれた。

さらに、この三番目のウイルスが、紀元前二千年紀から前千年紀に至る時期のインダス河流域で、主要な宿主は牛や馬やサルなど別の動物だが人間にも感染し、人間と動物の双方に感染症（人獣共通感染症）を引きおこすウイルス（牛痘ウイルス、馬痘ウイルス、サ

ル痘ウイルスなど）と、ヒトを宿主とするウイルス（人痘ウイルス）にわかれた。

天然痘は、伝統的に、大痘瘡、小痘瘡、牛痘の三種類にわけられてきた。このうち大痘瘡と小痘瘡をあわせて人痘と呼ぶ。人痘はヒトのみがかかる感染症であるが、大痘瘡は重症になりやすいのに対して、小痘瘡は軽傷ですむことが多い。牛痘は牛とヒトの共通感染症であり、通常は牛から人間に感染するが、人間の症状は軽くてすむ。このほかに、天然痘の近接種であり、ヒトにも感染するものとして、馬痘や豚痘がある。

天然痘は、発熱と皮膚に斑点（前駆疹）が生じることから始まり、いったん熱が下がったあと、ふたたび発熱するとともに、全身の皮膚や粘膜に水疱（漿液を含んだ水ぶくれ）や膿胞（膿を含んだ水ぶくれ）が広がる。二週間ほどすると水疱や膿胞は乾燥してかさぶたとなり、はがれて完治する。

天然痘の特徴は、まず、一度感染すると強力な免疫が得られ、二度と感染することはないことにある。また、大痘瘡ウイルス、小痘瘡ウイルス、牛痘ウイルスの近似性を反映して、どれかひとつに感染して完治すると、他の二つに対しても免疫が得られる（[カートライト／一九九六] 一三七頁）。ちなみに馬痘ウイルスに感染しても、これら三者に対する免疫が得られる。

天然痘の第二の特徴は、強力な感染力である。天然痘のうち人痘はヒトからヒトに感染

するが、感染ルートには空気感染と接触感染があり、住居を共にする人間同士だと、感染率は八割に及ぶ。感染した場合の致死率は、大疱瘡については二割から三割であり、乳児と妊婦でとくに高い（［北村／一九八二］五頁）。

天然痘は、一〇世紀までにはヨーロッパ、アジア、アフリカの各地に広まったが、それほど流行することもなく、また、それほど多くの犠牲者を出すこともなかった。しかし、一七世紀に入ると、まずインドで、ついでヨーロッパで、強毒化した天然痘が出現し、とりわけ乳児や低年齢児のあいだに多くの犠牲者を出すようになった。

流行のピークは一八世紀末であり、ヨーロッパでは毎年二〇～六〇万人が天然痘で死んだ。とくにイギリスでは、世紀末には国民の半数が天然痘に罹患した。この現象は一九世紀半ばまで続き、その後ふたたびウイルスの毒性は低下してゆく（［カートライト／一九九六］一四一～三頁、［加藤／二〇一六］一七頁、［山内／二〇一五a］七九頁）。

◉ラテンアメリカにおける感染爆発

これだけをみると、天然痘は、たしかに感染率が高いというのは怖いが、致死率などか

らすればペストほど怖くはない、と感じられるかもしれない。

問題は、天然痘に対しても馬痘など近接種に対しても免疫がまったくない人びとがこの病気にはじめて接したとき、なにが生じるか、である。この事態が発生したのが、大航海時代のアメリカ大陸とりわけラテンアメリカであり、同地における天然痘は劇的な感染爆発を生じ、人間の歴史に足跡を残すことになった。ラテンアメリカの先住民（通称インディオ）は、それまで天然痘に接したことがなかったのである。

一五〇七年、カリブ海域のイスパニョーラ島とキューバ島にアフリカ人が奴隷として連れてこられた。天然痘ウイルスとともに、である。翌年までには、イスパニョーラ島の先住民の約半数が天然痘で死亡していた。

一五一九年、スペイン人エルナン・コルテスが、メキシコ高原にあるアステカ王国の攻撃を始めた。王国軍はコルテス軍を押しかえし、コルテス軍は首都テノチティトラン（現在のメキシコシティ）からの撤退を余儀なくされた。ただし、天然痘ウイルスに感染していたアフリカ人奴隷を残して、である。その二年後、コルテスはテノチティトランを再攻撃するが、この間に生じていた天然痘の感染爆発により、すでに同市居住者は約半数が死亡していた。コルテスは容易に同市を占領し、四年後にアステカ王国を滅亡させた。

一五二五年ごろから、天然痘ウイルスはメキシコ高原からラテンアメリカ全体に広がり、定着して流行しはじめた。一五三一年にフランシスコ・ピサロがインカ帝国の攻撃を開始したときには、すでに同帝国は天然痘の流行に悩まされており、ピサロがこれを占領し滅亡させるのは容易なことだった。

◉ワクチン予防接種というイノベーション

ラテンアメリカでこれほどの猛威を振るった天然痘だが、一七九八年に発表されたワクチン予防接種法、つまりイギリスの医者エドワード・ジェンナーの牛痘種痘法によって、制圧の第一歩が記された。

天然痘はヒトからヒトに感染する病気であり、また、感染して生きのこった人は二度と感染しない（免疫が出来る）ことは、経験的な知識として、かねてから知られていた。そうだとすれば、軽い天然痘にかかることが望ましく、そのためには軽症の病人となんらかのかたちで接触させればよい。これを人痘接種法と呼び、すでに五〜一〇世紀には世界各地で民間療法としておこなわれていた。中国では水疱や膿胞のかさぶたを粉末化して鼻か

ら吸引させ、インドやイスラーム世界では膿や漿液を皮膚から注入する、という方法がとられた。そして。後者の方法は、トルコを経由して、一七世紀にヨーロッパに伝えられた（［深瀬／一九九九］九六頁）。

ただし、人痘接種法には、まれに重い人痘を発症させ、場合によっては死亡させてしまう、という問題があった。この問題を解決したのが、人間には軽い症状しか生じさせないが、人痘を含む天然痘全般に対する免疫を生む牛痘ウイルスを接種する、という牛痘接種法である。牛痘にかかった人は天然痘にかからないということは民間伝承として知られていたが、この点を実験によって証明し、牛痘接種法つまりワクチンの予防接種による天然痘の感染予防という方策を考案したのがジェンナーだった。

一七九八年、彼は、牛痘にかかった牛のみならず、牛痘にかかった人間の膿胞や水疱から得られる膿や漿液の接種、つまり「種痘」によって天然痘に対する免疫が得られる、という実験結果を自費出版し、大きな反響を呼んだ。治療薬ではなく、ワクチンの予防接種によって感染症を制圧するという新しいアプローチが、ここに出現したのである。これは、大きなイノベーションといってよい。

種痘は、一九世紀にはイギリスや欧米各国に広まり、また国によっては無償化や義務化

が法制化された。種痘に対しては一部に「牛の膿や漿液を人間に接種するのは神への冒瀆《ぼうとく》である」といった懐疑的な意見が残り、また、のちになって、ジェンナー以来種痘に利用されてきたウイルスは馬痘ウイルスだったことが判明した。

ただし、種痘の意義は圧倒的であり、多くの医者や科学者が支持して世界各地に広めた。その延長線上に、一九八〇年の制圧宣言がなされたのである。

第2節‖天然痘感染爆発のメカニズム

◉天然痘ウイルスと農耕牧畜文明

天然痘の祖先ウイルスが人痘、牛痘、馬痘などのウイルスに分化し、人痘ウイルスが誕生したのは紀元前二千年紀から前千年紀のことだった。

この時代、人間はすでに世界各地に定住し、農耕や牧畜を開始していた。人痘ウイルスは、天然痘の祖先ウイルスが、定住して農耕するという人間のライフスタイルに適したか

たちに進化して成立した、と考えられる。

すなわち、人痘ウイルスはヒトからヒトに、おもに空気感染によって広がるから、人間が集住している環境の方が好ましい。また、牛痘ウイルスや馬痘ウイルスなど、人痘ウイルスの近接種は、牛、馬、さらには豚などを主要な宿主とし、また人間にも感染可能である。それゆえ、人間がこれら動物を家畜として育成する牧畜経済システム、さらには、これら動物と同じ屋根の下など近接した距離で暮らすようなライフスタイルを採用すれば、人間と動物の接触機会が増加し、感染拡大の機会も増える。

天然痘は、まさに、人間が紀元前一万年期ごろから各地で採用しはじめた農耕牧畜という経済や生活のあり方にフィットした病気として登場したのである。

インドで誕生した天然痘（人痘、牛痘）ウイルスは、東西にむけて緩やかな拡散を始める。このうち西方への拡散をみると、天然痘は六世紀にアラビア半島で流行し、その後、八世紀にかけて、イスラーム勢力の地理的拡大とともに地中海沿岸からヨーロッパにかけて広がった。さらに、一一世紀末に始まる十字軍は、イスラーム世界とヨーロッパの人的な接触を強化することにより、ヨーロッパにおける天然痘の流行を加速させた（[Behbehani／1983], p.456-8）。ヒトやモノの移動は、天然痘の拡散におおきく貢献したといえる。

このことは、北アメリカにおける天然痘の伝播の歴史をみても確認できる。一六二〇年、メイフラワー号がマサチューセッツに到着し、イギリス人移民がニューイングランドに定住しはじめると、ただちに先住民（通称インディアン）のあいだに天然痘の流行が始まった。すでに一六三〇年代はじめには、マサチューセッツに居住していた先住民アルゴンキン族のあいだに感染爆発が生じている（［クロスビー／一九九八］二四九〜二五一頁）

その一方で、イギリス人移民の多くは免疫を獲得していたので、さほどの被害はなかった。一七世紀後半になると、天然痘は、メリーランド植民地から南下してバージニア、カロライナへ、また北上してニューイングランドへと広まった。これもまた、ヒト（イギリス人移民）とモノの移動に伴うものだった。

北アメリカにおける天然痘の感染について興味深いのは、感染拡大の速度が遅く、また流行の規模も小さかったことである。これは、ヨーロッパやラテンアメリカの都市に比して北アメリカの人口密度が低かったからであり、ここにもヒトからヒトにうつるという感染症の特徴が反映されている。

◉アメリカ大陸とユーラシア大陸の分断

ヨーロッパでは、先述したとおり、一〇世紀ごろまでにはイスラーム世界経由で天然痘が到達していた。しかし、しばらくのあいだ、天然痘はさほど高い死亡率を記録するような病気ではなかった。重症化はしにくいものの感染力は高かったことから、ヨーロッパの人びとの多くは天然痘にかかり、軽度のままに快癒して、免疫を獲得したのである。

それでは、このような「軽い病気」だった天然痘が、なぜアメリカ大陸の南北（北アメリカとラテンアメリカ）において、それぞれの先住民のあいだで激烈な病気となり、高い死亡率を記録したのだろうか。

それは、先述したとおり、彼らが免疫をもっていなかったからである。

では、なぜ彼らは免疫をもっていなかったのだろうか。

それは、大航海時代が始まってヨーロッパ人がアメリカ大陸に到達するまで、先住民はヨーロッパを含むユーラシア大陸のヒトやモノとほぼ没交渉だったからである。彼らは、ユーラシア大陸とはまったく異なる生態系のなかで生活していた。

そもそもの原因は、紀元前一万二千年期に始まる地球の温暖化だった。この温暖化が始まるまで、アメリカ大陸はユーラシア大陸と北部（ベーリング地峡、今日のベーリング海峡）で連結されていた。この間に、モンゴロイド系の狩猟採集民が東北アジア地域からアメリカ大陸に移動し、動物の狩猟にもとづくライフスタイルを確立した。さらに彼らは南下を始め、パナマ地峡経由でラテンアメリカに進出し、紀元前八千年期ごろにはマゼラン海峡まで到達したと考えられている。

その後、温暖化が進むなかで、アメリカ大陸はユーラシア大陸と切りはなされた。温暖化はさらに、定住型の農耕牧畜経済への移行を可能かつ必要とする条件を整えていった。すなわち、気温や降水量が、穀物類など主食となるような植物の栽培を可能にする水準となった。また、狩猟の主対象をなしていたマストドンや大アルマジロなど大型哺乳類が絶滅あるいは激減し、その一方で人口が増加したため、狩猟採集以外の経済システムを見出す必要が生じた。

ただし、アメリカ大陸のうち北アメリカでは、東には森林地帯が、中部には草原地帯がおのおの広がっており、前者では焼畑移動農耕が、後者では狩猟採集が経済の基盤をなした。それゆえ、北アメリカでは、新しいライフスタイルが見出されて採用され、さらには

文明が成立するには長い試行錯誤が必要であり、かなりの時間を要することとなった。

これに対してラテンアメリカには、比較的生活しやすい高原地帯や沿岸部平野地帯が点在していた。これら地域を中心に、さまざまな農耕のあり方が試された結果、ほぼ紀元前二千年紀に、トウモロコシ、ジャガイモ、カボチャなどを主要な栽培対象とする農業システムが確立した。さらに、リャマやアルパカなどが家畜化され、農耕牧畜経済が営まれるようになった。

こうして、ラテンアメリカでは、ユーラシア大陸のライフスタイル（コムギやオオムギの栽培とヤギやヒツジの牧畜からなる西ユーラシア型、イネの栽培と各種動物の狩猟や漁撈、または牧畜からなる東ユーラシア型）とは異なった農耕牧畜システムにもとづく定住生活が誕生および確立し、人びとの定住を促した。ここに、ラテンアメリカ独自の文明が誕生する（［クロスビー／一九九八］第二章）。

その後、ユーラシア大陸西部を構成するヨーロッパとアメリカ大陸とくに北アメリカのあいだには、ヨーロッパ漁民が北アメリカ沿岸で漁をするなど若干の接点はあったが、それはアメリカ大陸の生態系を変容させるほどのものではなかった。同地の人びと、つまりのちに先住民と呼ばれる人びとは、ユーラシア大陸を発祥の地とする病気を知らず、当然

ながらそれらに対する免疫をもつこともないまま、大航海時代を迎えたのである。

◉ヨーロッパにおける天然痘の感染爆発

ヨーロッパに話を戻すと、先述したとおり、一七世紀末から一九世紀半ばにかけて、天然痘は強毒化し、多くの犠牲者と頻繁な流行をもたらした。

感染症の毒性と感染力が強化される理由として一般に考えられるのは、都市化の進展、ヒトとモノの移動の増加、気候の寒冷化による飢饉の発生や人びとの体力低下などだろうが、この時期にこれら事態が劇的なかたちで生じたという証拠はない。

医学史学者アン・カーマイケルたちは、一七世紀から天然痘が強毒化した理由について、それまでヨーロッパにおける天然痘の主流は小痘瘡だったのに対して、同世紀初頭におそらくアフリカ人奴隷の到来を通じて大痘瘡がもたらされ、小痘瘡にとってかわった、という仮説と、小痘瘡が突然変異して強い毒性をもつようになったという仮説を提示している[Carmichael et al.／1987]。しかしながら、十分な論拠をそなえた説明は、いまだなされていない。天然痘の歴史については、今日でも不明な点が多々あるというべきだろう。

第3節＝天然痘は社会をいかに変えたか

◉アメリカ大陸における社会経済構造の変化

大航海時代から一七世紀にかけて、ヨーロッパやアフリカからアメリカ大陸に天然痘がもたらされたことは、後者における社会の構造を激変させた。天然痘の感染爆発が生じ、天然痘に対する免疫をもたない先住民が大量に死亡したからである。

ラテンアメリカをみると、文化人類学者・山本紀夫によれば、コルテスの到着から百年間で、メキシコ高原の人口は二千万人から一六〇万人に激減し、またピサロの攻撃開始から三〇年ほどのあいだに、インカ帝国を中心とするアンデス地方の人口は四分の一にまで減少した。そして、これら命を失った先住民のかなりの部分は天然痘の犠牲者だった。

もっとも人口減少には地域差があり、たとえば現在のペルーをみると、一五二〇年からの半世紀で、南部山岳地帯の人口減少率は約七割に「とどまった」のに対して、海岸地帯

の減少率はきわめて高く、とりわけ南部では先住民はほぼ全滅した。

ラテンアメリカ南東部の草原地帯（パンパ、現在のアルゼンチンやパラグアイ）では一五二〇年代から、ブラジルでは六〇年代から、おのおの天然痘の流行が定期的に発生し、各地の先住民の大量死を招いた。

北アメリカに目を移すと、一七世紀から一九世紀にかけて各地で感染爆発が生じ、諸部族に多大な被害を出した。たいていの場合、これら部族は半減したといわれている（［山本／二〇一七］二〇〇～一頁、［クロスビー／一九九八］二五〇～三頁）。

ラテンアメリカでは、先述したとおり、先住民の代わりの労働力としてアフリカからアフリカ人が奴隷として強制連行され、ヨーロッパ人移民とともに、同地の社会や経済の構造をおおきく変化させた。

このうちヨーロッパから到来した人びとは当初「征服者（コンキスタドール）」と呼ばれたが、彼らは新大陸で一攫千金を狙い、先住民と戦って土地を奪い、そののちアフリカ人奴隷をアフリカから「輸入」して酷使することにより、銀の採掘を中心とする鉱山や、サトウキビ栽培と精糖業を営む大農場（プランテーション）を経営した。これら鉱山やプ

ランテーションは、おもにカリブ海沿岸などヨーロッパ人にとっては不慣れで過酷な気候条件下の地域に位置していた。

そのため、コンキスタドールは圧倒的に単身の男性であり、彼らと先住民の女性やアフリカ人女性との通婚が進み、混血者（ヨーロッパ人移民と先住民の混血であるメスティソ、ヨーロッパ人移民とアフリカ人の混血であるムラート）が増加した。彼らのあいだには「ヨーロッパ人移民が上、混血者が中、先住民が下」という社会階層構造が形成されてゆく。

北アメリカでは、当初、宗教的理由にもとづく移住が多かったため、ヨーロッパ人移民のなかには女性も少なくなかった。移住の多くは家族単位でおこなわれたのである。そのため、先住民との通婚は進まなかった。また、移民は、同地の気候条件が故地ヨーロッパと似ていることもあり、なれ親しんだ商品作物などの栽培に従事することが多かった。彼らは、耕地を求めて先住民と競合関係に入った。

ヨーロッパ人移民は、天然痘などの感染症によって人口が減少して弱体化した先住民から土地を略奪して耕地化し、後者を地味の悪い土地に追いやった。移民の側からみれば、これは、西部開拓を進め、未開の地である西部に進歩をもたらす「西漸《せいざん》運動」にほかなら

ない。

こうして、移民と先住民が空間的にわかれて生活し、しかし「ヨーロッパ人移民が上、先住民が下」という社会階層構造が成立してゆく。この構造は、やがて南部に綿花栽培プランテーションが広がり、その労働力としてアフリカ人奴隷が大量に「輸入」されるまで存続する。

西漸運動は、経済構造の変化ももたらした。すなわち、西部に移民が進出することにより、それまでは荒地として放置されていた土地が移民に分配され、耕地となった。先住の一部部族は狩猟採集という経済システムにもとづいて生活していたが、彼らに代わって、農耕牧畜を営む移民が登場した。あるいは、先住民の多くはトウモロコシを主食としていたが、彼らを追いやって土地を略奪した移民は小麦を主食としていたため、トウモロコシの代わりに小麦を植えた。こうして、北アメリカの生態系は徐々に変化してゆく。

◉自然の征服としての種痘

ジェンナーは、人痘が病原体の感染によって引きおこされる病気であり、その病原体は

人痘ウイルスである、ということは知らなかった。

他方、人痘は感染症である、人痘に二度感染することはない、日常的に牛に接触し、それゆえ牛痘にかかることが多い乳しぼり娘は、人痘に感染しにくい、という三点は、一種の常識として、多くの人びとが知っていた。さらにいえば、比較的症状が軽くてすむ牛痘の毒素を健康な人の体内に注入することによって牛痘を人為的に発症させ、人痘の発症を防ぐという発想も、すでに存在していた。人痘接種法に至っては、先述したとおり、かなり以前から実用化されていた。これらの点では、種痘もまた民間伝承にもとづく民間療法とさほどかわるところはない、というべきかもしれない。

ジェンナーの新しさとはなにか。

それは、すでに知られていた知見や、すでになされていた感染予防法を論理的に整除したのち、牛痘の膿や漿液を注入すれば人痘を予防できるという仮説を検証するための実験をデザインし、実施したことにある。

彼は、天然痘（人痘、牛痘）は漿液などを通じて感染するという仮説を立て、この仮説を検証するために「牛痘の膿や漿液を使って人工感染を試み、これによって天然痘を発症したヒトの膿や漿液を別のヒトに注入してみる」という実験を考え、実行した。実験の結

果、連続感染が生じ、仮説は正しいことが証明された。

また、牛痘の膿や漿液を注入された人は人痘にかからないはずだという仮説から「まず牛痘の膿や漿液を注入し、ついで人痘接種法を施す」という実験を考え、実行した。実験の結果、牛痘にかかった人は人痘にかからず、仮説は正しいことが証明された。

仮説の正誤を判定するために適切な手続きをもちいた実験をデザインするというのは、今日の自然科学の基礎をなす方法論であるが、ジェンナーはそれを実践したのである。

天然痘ワクチン予防接種としての種痘は、論理的にデザインされた実験によって有効性を確認された感染症対策であり、自然の一部としての天然痘ウイルスを封じこめることに成功した点で「自然の征服」と呼ぶにふさわしい。

◉二〇世紀の天然痘

ただし、種痘には、人手とカネがかかる。

欧米などの先進国では、種痘の有効性が明らかになるにつれて種痘が広まり、さらに多くの国で無償化さらには義務化されるに至り、天然痘感染者は激減した。一九六〇年代に

入ると、日本も含めてほとんどの先進国で天然痘は根絶された。

これに対して、多くの発展途上国では人手もカネもないため種痘が進まず、ブラジル、アフリカ諸国、インド、インドネシアなどを中心として、天然痘の発生が続いた。二〇世紀における天然痘の犠牲者（三〜五億人）は、ほとんどがこの地域の住民である。

さらに、天然痘を根絶したはずの先進国でも、安心したせいか種痘の義務化を取りやめた国では、天然痘が輸入感染症として流行するという事態がみられるようになった。

ここから得られた教訓は、感染症を根絶するのであれば、それはグローバルになされなければならない、ということである。ＷＨＯが全世界を対象として天然痘根絶計画、ついで天然痘根絶強化計画を承認および実施したことの背景には、このような感染症の特徴があった。

両計画は、天然痘流行地に位置する発展途上国に対してワクチンまたはワクチン製造資金を援助することと、流行地において感染者のサーベイランス（追跡調査）と封じこめ（集中的なワクチン接種）をおこなうことを二本柱とし、一九七〇年代から加速した。サーベイランスには膨大な人手がかかるが、流行国のみならず日本をはじめとする根絶済みの国からも多くの医療関係者や公衆衛生関係者が参加した。また、サーベイランスに際し

ては、しばしば、感染者が名乗りでた場合や感染者の存在を通報した場合には報奨金を出すという手法がとられ、大きな効果を発揮した（[蟻田／一九九三] 参照）。

かくして一九八〇年にWHOは天然痘根絶を宣言したが、これはひとつの（ウイルスなので微妙であるが）生物が人間の力によって地上から姿を消したという点で、感染症が与えたインパクトとしては最大級のものと評価できるだろう。感染症の流行が当該感染症病原体の根絶をもたらしたという意味では、皮肉なインパクトであるが。

第4節＝ブックガイド

◉天然痘の歴史に関する概論

天然痘については、WHOの根絶宣言から四〇年たっているせいで関心も薄れてきたのか、その歴史に関する近年の文献は少なく、とりわけ日本語ではほとんどない、というのが現状である。

ちょっと古い文献をみても、ほとんどの場合、テーマは、アメリカ大陸における感染爆発、種痘の発明、戦後の根絶運動の三つに絞られ、日本の文献の場合は日本における天然痘と種痘、とりわけ後者の歴史がこれらに付けくわわる、という感じになる。残念ながら、本章で取りあげた天然痘の歴史については、日本語で読める書籍だけでは教養として十分な知識を得るためには不十分かもしれない。巻末の引用・参照文献リストにいくつか英文の学術論文を掲載したので、参考にしてほしい。

そんななかで、まず読むべきは**山内一也『近代医学の先駆者』**（岩波書店・岩波現代全書）［山内／二〇一五a］である。山内はウイルス学者であり、同書は種痘の発明者ジェンナーと彼の師ハンターの生涯と業績をおもに論じたものだが、種痘発明以前の天然痘の歴史が比較的くわしく記述されている。

また、近年刊行された書ということもあり、天然痘ウイルスの分類に関する最近の研究成果が紹介されているのも有益である。天然痘ウイルスには人痘ウイルスと牛痘ウイルスがあり、このうち人痘ウイルスには大痘瘡ウイルスと小痘瘡ウイルスがあり、さらに、ジェンナーが開発し、ＷＨＯが天然痘根絶計画で使用したウイルスは、これら天然痘ウイル

スに含まれる三種のウイルスではなく、それらと似てはいるが別種の馬痘ウイルスだった……という複雑な歴史は、これらウイルスは、紀元前二千年紀から前千年紀ごろ、ひとつのウイルスから分化して生まれた、ということを知らなければ、理解困難だろう。

その他、天然痘の歴史を概説的に理解するには、**フレデリック・カートライト『歴史を変えた病』**〔カートライト／一九九六〕第五章、**深瀬泰旦「天然痘、その流行と終焉」**（**酒井シヅ編『疫病の時代』**、大修館書店）〔深瀬／一九九九〕、**加藤四郎『小児を救った種痘学入門』**（創元社）〔加藤／二〇一六〕なども有益である。

とくにカートライトの著書は「一七世紀末から一九世紀半ばにかけて、ヨーロッパで天然痘が強毒化したのはなぜか」という重要な問題を提起している。これについては天然痘の主流が小痘瘡から大痘瘡に転換したという回答が提示されているが、ではこの転換の理由はなにかという問題については、管見のかぎり回答はないようだ。天然痘に関する研究については、なすべきことはまだ残されている、というべきだろう。

◉アメリカ大陸における天然痘

大航海時代にヨーロッパやアフリカからアメリカ大陸に天然痘がもたらされ、他の感染症とともに先住民のあいだに多大の被害を出し、とりわけラテンアメリカの社会構造を一変させてしまったことについては、すでに多くの文献が論じている。

そのなかでは、まずは**アルフレッド・クロスビー**の現代の古典『**ヨーロッパ帝国主義の謎**』（佐々木昭夫訳、岩波書店）［クロスビー／一九九八］から読みはじめたい。クロスビーはアメリカ大陸とオセアニアを「ネオ・ヨーロッパ」と呼んだうえで、ヨーロッパ人がネオ・ヨーロッパを征服できた理由を、ヨーロッパから植物、動物、そしてなによりも感染症をもちこんだことに求めている。

クロスビーはまた、一九七二年に著した『**コロンブス交換**』（原題は *The Columbian Exchange*／日本語訳なし）なる書のなかで、この現象を、一種の「交換」の一部をなすものとして捉えた。ヨーロッパからアメリカ大陸には、小麦、ブドウ、サトウキビ、馬、牛、天然痘、はしか、インフルエンザ、黄熱病、マラリアなどがもたらされた。アメリカ

大陸からヨーロッパには、トウモロコシ、ジャガイモ、トマト、唐辛子、七面鳥、梅毒などがもたらされた、というわけである。そして彼は、この交換を「コロンブス交換」と名付けた。

しかし、この交換は、双方にとって対等のメリットをもっていたのだろうか。その後の歴史をみれば、そうでないことは一目瞭然である。これは「交換」などではなく、ヨーロッパによるアメリカ大陸の「侵略」だったのではないか。多くの歴史学者から、このような疑問や批判が出るのは当然の理だった。この批判を受けて、クロスビーは「コロンブス交換」を「生態系的（エコロジカルな）帝国主義」と呼びかえるようになった。

日本において「コロンブス交換」という対等かつ平等な語感をもつ概念を徹底的に批判し、それはアメリカ大陸にとって不利な征服であり侵略であり、「交換」という語を使用するのであれば「不平等交換」とでも呼ぶべきものだったと主張したのが**山本紀夫**『**コロンブスの不平等交換**』（KADOKAWA・角川選書）〔山本／二〇一七〕である。

山本はラテンアメリカを研究対象とする文化人類学者であり、実際にアンデス山中やアマゾン河流域で先住民と生活を共にするフィールドワークを重ねるなかで、彼らの貧困にふかく印象づけられた。そして、その原因を探求するなかで、大航海時代以降ラテンアメ

リカの生態系が先住民に不利な方向に変容していったこと、それはヨーロッパ人が故地から動物、植物、病原体をもちこんだせいであることに着目した。「コロンブス交換」は存在したかもしれないが、それは、あくまでも「コロンブスの不平等交換」だったのである。

山本がいう「不平等交換」は、経済学では「不等価交換」と呼ばれる。欧米など先進国と、アジア、アフリカ、ラテンアメリカに広がる発展途上国との貿易は、前者を利する不等価交換にすぎない、と喝破したのが、一九七〇年代に登場した「新従属学派」と呼ばれる経済学者たちである。また、彼らの議論を取りいれつつ、人間の歴史を「中心部が周辺部を不等価交換によって搾取する世界システムの成立プロセス」として描きだすのが、歴史社会学者イマニュエル・ウォーラーステインが提唱した「世界システム論」である。

新従属学派の所説については、原典であって読みやすいとはいえないが、**アンドレ・フランク**『**世界資本主義と低開発**』（大崎正治他訳、柘植書房）〔フランク／一九七六〕などを参照されたい。

世界システム論については、日本における世界システム論の紹介者・**川北稔**の『**世界システム論講義**』（筑摩書房・ちくま学芸文庫）〔川北／二〇一六〕あたりから始めるのが良いだろう。もちろん、**ウォーラーステイン**の主著『**近代世界システム**』（全四巻、川北稔訳、

名古屋大学出版会）〔ウォーラーステイン／二〇一三〕も現代の古典だし、日本語訳されているのでアクセスは可能だが、ハードカバーの分厚い全四巻なので、うーむ。

◉種痘による天然痘の根絶

ジェンナーの実験については、先述した**山内**『**近代医学の先駆者**』〔山内／二〇一五a〕第三章が圧倒的に詳しい。本書を読むことによって、それまでの人痘接種法や、すでになされていた牛痘の膿や漿液を人間に注入する試みと比して、ジェンナーの実験の「なに」が新しかったのかがよくわかる。彼の実験は、完璧なものではなかったかもしれないが、しかし可能なかぎり科学的かつ論理的にデザインされたものであり、だからこそ強い説得力をもち、ヨーロッパ諸国を中心として急速な普及をみせることになったのである。

ＷＨＯの天然痘根絶計画および同強化計画については、日本が積極的に関与したこともあり、実際に計画に参加して天然痘流行地域に赴いた科学者や医療従事者の手になる文献がある。その例としては、天然痘根絶強化計画によって設置された強化対策本部の第二代本部長となった**蟻田功**の論文**「天然痘の根絶」**〔蟻田／一九九三〕や、実際に流行地インドに

出向いて実施したサーベイランスの記録である**北村敬**『**天然痘が消えた**』（中央公論社・中公新書）〔北村／一九八二〕がある。とくに後者は、サーベイランスを進める科学者の過酷な日々が描かれており、こんな大変なことに取り組む動機とはなにか……ということまで考えさせられる書である。

第3章
コレラ

蒸気機関が運んだ
「**野蛮な病**」は、
都市改造を促進した

第1節　コレラ菌の生態史

◉コレラの時代としての一九世紀

一九世紀を代表する感染症といえば、それはコレラである。インド東部の風土病にすぎなかったコレラは、一九世紀に入ると全世界で定期的に感染爆発を起こす感染症に変貌し、一八八五年にスペインの内科医ハイメ・フェランがワクチン予防接種を発明するまで各地で猛威を振るった。

コレラの病原体は細菌であるが、このコレラ菌は、もともとはインド東部ガンジス河流域にあるベンガル地方の汽水域に生息し、おもにプランクトンを食して生活していた。コレラ菌のなかには人間に毒性があるものとないものがあり、このうち毒性があるコレラ菌はさらに古典型とエルトール型という二つの種類に区別できる。一九世紀に流行したのは、このうち古典型である。

エルトール型は、一九〇五年に発見され、一九六一年のインドネシアを嚆矢《こうし》として、発展途上国で感染爆発を引きおこすようになった。また、一九八二年には古典型が息を吹きかえし、バングラディシュで流行を引きおこした。さらに、一九九二年には、まったく新しいコレラ菌（O一三九型）がインドとバングラディシュで発見され、流行を引きおこした。コレラは、予防接種の実用化によって「終わった」病気などではない（「ヘンペル／二〇〇九」四〇九頁）。

なお、今後本章で「コレラ菌」というときは、古典型コレラ菌を指す。

コレラ菌の宿主はヒトであり、ヒトからヒトへの直接感染によってのみ広がる。

病気としてのコレラは、コレラ菌が経口摂取され、小腸に到達することによって始まる。コレラ菌はＴＣＰ線毛と呼ばれる糸状のたんぱく質によって覆われているが、菌はこの線毛によって小腸の表面に付着して一気に増殖し、毒素を小腸細胞内に注入する。このコレラ毒素は、小腸の上皮細胞を死滅させるとともに、水分排出機能を異常亢進させる。感染者は強度の下痢にみまわれて脱水症状を起こし、手当てをしないと約半数が死に至る。そして、感染者の排出物を別の人が経口摂取することにより、感染が広がる。

ただしコレラ菌にはコレラファージというウイルスが寄生しており、放置しておけば、コレラファージの働きによって全滅する。一九世紀に繰り返された感染爆発がかならず終息したのも、このメカニズムが働いたからではないか、といわれている（［ヘンペル／二〇〇九］四〇七～八頁）。

コレラは、長いあいだベンガル地方の風土病だった。すでに紀元前三世紀にはコレラ発生の記録があり、また、一五〇三年から一八一七年までの三世紀間に六三回の流行がインド国内で生じている（［石／二〇一八］八七頁、［酒井／一九九九］六九頁）。コレラは、そもそもは、感染症ではあるが風土病にすぎない病気だった。

ところが、一八一七年、コレラは突如グローバルな感染爆発を引きおこす病気として世界に登場する。

いったいなにが生じたのだろうか。

歴史学者・見市雅俊は、その原因となりうるものとして、病原体の突然変異、自然環境の変化、社会の変化の三者を挙げ、前二者には証拠がないとして最後の点を重視している［見市他／一九九〇］一四～二〇頁）。

これに対して、スティーヴン・ジョンソンは、宿主（コレラの場合はヒト）が少なかっ

たり散在したりしている場合は、病原体は（急速に増殖して宿主を死亡させると自己増殖が困難になるため）ゆるやかに増殖するが、宿主が増加したり密集したりする場合は、自己の増殖のために宿主をながく生存させる必要がなくなるので感染力と毒性を高める傾向があると主張し、突然変異の可能性を強調している（［ジョンソン／二〇一七］六二～八頁）。

こうして強度の感染力と毒性を得たコレラは、一九世紀、大きくは五回にわたって感染爆発を引きおこした。

第一次感染爆発は、一八一七～二四年、アジアと中近東で生じた。

第二次感染爆発は、一八二九～三七年、アジア、ロシア、ヨーロッパ、中近東、北アメリカで生じた。

第三次感染爆発は、一八四〇～六〇年、アジア、ロシア、ヨーロッパ、中近東、北アメリカ、北アフリカで生じた。

第四次感染爆発は、一八六三～七五年、アジア、ロシア、ヨーロッパ、中近東、北アメリカ、南北アフリカで生じた。

第五次感染爆発は、一八八一～九六年、アジア、ロシア、ヨーロッパ、中近東、南北ア

メリカ、南北アフリカで生じた。

当初、感染爆発の直接的な契機となったのは巡礼だった。ガンジス河流域にはヒンドゥー教の聖地が点在しているが、それら聖地では数年に一度例大祭がおこなわれ、多くの信者が巡礼のため足を運ぶ。彼らは、帰郷する際に、巡礼路にあたる各地にコレラ菌を残していった。

また、第二次感染爆発を広めたのは、一八三一年のメッカ巡礼だった。まずメッカに集まった巡礼者のあいだにコレラが広まり、ついで、彼らが帰った故郷でコレラが発生したのである（〔見市／一九九四〕第一章、〔見市他／一九九〇〕第一章）。

一八五四年になって、イタリアの解剖学者フィリッポ・パチーニは、コレラ感染者の腸粘膜から細菌を発見した。コレラ菌の発見である。しかし、彼の発見はひろく知られることなく終わった。

一八八三年、エジプトでコレラの流行が始まると、ドイツの細菌学者ロベルト・コッホは同地に赴き、感染者の腸粘膜から細菌を検出した。さらに彼はインドに向かって菌の培養に成功し、翌八四年、コレラ菌を発見したと（パチーニの発見を知らないまま）発表し

た。これはパチーニによる発見から三〇年後のことである。さらに、同年コレラ菌の分離がなされ、翌年のフェランによる予防接種の発明をもたらした（［ハンセン他／二〇〇八］六〇～一頁）。

ちなみに、パチーニがコレラ菌の第一発見者として認められ、コレラ菌の正式名称が「コレラ菌パチーニ一八五四（*Vibrio cholerae Pacini 1854*）」に改称されるのは、じつに一九六五年のことになる。

◉コレラと野蛮、ヨーロッパの「内なるアジア」

一九世紀のヨーロッパ人にとって、コレラは、一四世紀に感染爆発したペスト以来たえてなかった強毒性の感染症が襲来するという経験であり、強いインパクトを与えた。

ただし、コレラのインパクトが強かったことの理由は、単にこの病気が、感染地域が広く、病状が急速に悪化し、感染ルートや治療法もわからない、という特徴をもっていたことだけにとどまらない。そこには、当時のヨーロッパ人が共有していたコレラのイメージがあった（［見市他／一九九〇］第一章）。

一八一七年に最初の感染爆発が生じたとき、原発地インドは着々とイギリスの植民地と化しつつあった。一八一七年といえば、インド中西部の支配権をめぐってイギリスとマラーター同盟が戦ったマラーター戦争（一七七五〜一八一八年）がイギリスの勝利で終わる前年である。勝者イギリスと敗者インドは、そのまま「進んだ文明国イギリス」と「遅れた野蛮な国インド」という対比につながる。

また、第一次感染爆発は、没落しつつあるオスマン帝国が支配する中近東は席巻したが、なぜかヨーロッパには上陸しなかった。この当時、ヨーロッパ諸国はオスマン帝国の領土奪取と植民地化を試みはじめていたから、この事態は「進んだ文明の地ヨーロッパ」と「遅れた野蛮な中近東」という対比で捉えられた。

つまり、コレラは「遅れた野蛮な」人びとがかかる病気であり、「進んだ文明」を享受する人びとがかかるものではないと考えられた。いかなる理由かコレラはヨーロッパに定着して風土病化することはなかったから、それはあくまでも「他所《よそ》、すなわち遅れた野蛮な地から来る病気」にすぎなかった。

ところが、第二次感染爆発に至り、コレラはヨーロッパに上陸して猛威を振るいはじめた。この感染爆発に際しては、全世界で百万人から二百万人がコレラで命を落としたとい

われている。いまやコレラは「遅れた野蛮な地から来る病気」ではあるかもしれないが、「遅れた野蛮な地でしか流行しない感染症」ではなくなった。つまり、ヨーロッパにとっても、もはや他人事ではなくなったのである。

さらに、ヨーロッパでコレラが発生したのはおもに大都市部であり、その犠牲となったのは、多くは貧しい民衆だった。これはつまり、ヨーロッパの内部に、コレラにかかるような「遅れた野蛮な」人びとが存在することを意味する。ヨーロッパ人は、ここに、見市の言葉を借りれば「内なるアジア」を発見した（[見市／一九九四]二五一頁）。もちろん、ここでいう「アジア」は「遅れた野蛮な地」の代名詞である。

◉コレラの問題系

一九世紀は、科学の発展、国民国家の成立、都市の拡大など、今日「近代化」と総称されるプロセスが進行する時期だった。コレラは、この一九世紀に感染爆発をくりかえし、それゆえ近代化を体現する病気となった。

それだけに、コレラの発生、流行、感染爆発をめぐっては、欧米を中心にさまざまな議

論がなされた。たとえば、コレラの原因はなにか。コレラの予防対策や流行対策は、いかなるものであるべきか。それは、国家が実施するべきか、民間つまり市民社会に委ねるべきか。コレラがおもに都市部に発生するからには、都市化にどう対応すればよいか。コレラはつねに「外部」からやってくるが、「外部」の典型である外国人の流入に対しては、どんな態度をとればよいか、などなど。

　これはつまり、コレラは、近代化した社会がかかえこむ多様な問題をうつしだす鏡としても機能した、ということである（［柿本／一九九一］参照）。

第2節〃コレラ感染爆発のメカニズム

●交通革命と感染ルート

一九世紀は、移動の時代だった。

一八世紀半ば、イギリスでは、綿工業（綿糸、綿布、衣服など綿製品の製造業）を嚆矢

として、連鎖的なイノベーションが始まった。すでに本書でも何度か言及した産業革命である。

産業革命は、生産システムの変化を引きおこした。すなわち、それまでは職人が、みずからのスキル（わざ、熟練）と、人力、水力、あるいは風力で動く道具をもちいて、小規模な作業場で商品を生産していた。これに対して、産業革命を経ると、新しい動力源で動く機械をそなえた大規模な工場で、経営者（資本家）に雇われた労働者が働いて商品を生産することになった。

ここでいう「新しい動力源」とは、いうまでもなく蒸気である。ジェームズ・ワットの改良（一七六九年）によって実用に耐えるものとなった蒸気機関は、化石燃料を燃焼させることにより、人力や水力や風力とは比較にならないほど巨大なエネルギーを生みだした。蒸気機関で動く機械は、生産性を一気に引き上げることにより、既存の職人による作業場生産を一掃することになった。

この蒸気機関に目を付けたのは、なにも製造業者だけではない。化石燃料という保存や移動が容易なエネルギー源をもちいて巨大な動力を生みだすというのは、移動手段の動力装置として最適である。ヒトやモノの移動を担う輸送業者は、陸海を移動する手段に蒸気

機関を搭載することを夢見るようになる。

　この夢に応えたのが、ロバート・フルトンによる蒸気船の発明（一八〇七年）であり、スティーヴンソン親子による商用旅客鉄道輸送への蒸気機関車の導入（一八二〇年）だった。これら輸送手段は移動の時間コストと金銭コストを大幅に引き下げ、ヒトやモノのグローバルな大量移動を可能にした。これを「交通革命」と呼ぶが、いまや交通革命によって移動の時代が始まったのである。


　この交通革命の利益を享受したのが、コレラである。

　たとえば、第一次感染爆発の感染ルートは、イギリス軍による軍事行動のルートと重なりあっている。マラーター戦争が終わりに近づくと、イギリスによる植民地化に抵抗する勢力は、インド北西部パンジャブ地方を支配するシク王国だけとなった。これを受け、一八一七年から翌年にかけて、大量のイギリス兵が、コレラの故地ベンガル地方からパンジャブ地方に派遣された。さらに、ベンガル地方駐在のイギリス軍は東南アジアや中近東（オマーン）を征服するために派遣された。もちろんコレラ菌とともに、である。第一次感染爆発は、こうして始まった。

第二次感染爆発に際しては、コレラ菌は、インドから中央アジア、ロシア、東ヨーロッパを経由して英仏など西ヨーロッパに到達したが、このうちロシアから東ヨーロッパにコレラ菌が移動したきっかけは、一八三〇年にポーランドでロシアからの独立運動が発生し、これを鎮圧するためにロシア軍が派遣されたことだった。もちろんコレラ菌とともに、である。

また、一八三〇年代にはインド・中近東航路に蒸気船が導入されたが、これによってコレラ菌が継続的に中近東に到来するようになった。コレラ菌は、蒸気船をもちいたメッカ巡礼などを契機として中近東各地に広まるとともに、さらにはヨーロッパに伝わり、感染爆発の拡大と継続におおいに貢献した（［見市他／一九九〇］一六～八頁、［見市／一九九四］二四頁）。

一九世紀後半になると、蒸気機関車をもちいた鉄道網がヨーロッパから中近東、さらにはアジアに伸びはじめ、また国際航路では蒸気船が多用されることとなった。グローバルなヒトとモノの移動が加速し、それとともにコレラ菌の移動も加速した。感染爆発の空間的規模が時を経るごとに拡大しているのは、そのためである。

◉都市化の過渡期

一九世紀は、とりわけヨーロッパでは、都市化の過渡期でもあった。

先述したとおりイギリスに始まる産業革命は、一九世紀にはベルギー、フランス、ドイツ諸邦へと広まっていった。産業革命が進行すると、それまで農村部だった地域に、工場と工業都市が姿を現した。

また、この時期には、仕事にあぶれた農民や職人が大量に出現した。農業生産性が向上したせいで仕事にあぶれて居場所をなくした農民、産業革命によって登場した工場との価格競争に敗れて職を失った職人、あるいはイギリスにおいては囲い込みによって離村を余儀なくされた農民などである。これらの農民や職人は、イギリスではロンドン、フランスではパリやリヨン、ドイツ諸邦（のちに統一ドイツ）ではベルリンやハンブルクなど、既存の都市、とりわけ首都を中心とする大都市に流入した。

農村部から都市部への人口移動は、都市の人口増加をもたらした。ところが都市の側では、彼らを受け入れるだけのインフラストラクチュアが整備されていなかった。正確にい

えば、整備はそれなりに進められていたのだが、人口増加のスピードが整備のスピードを上回ってしまったのである。都市人口は増加するが都市インフラストラクチュアが不十分な状態というのは、いわば都市化の過渡期にあたる。

人口増加をみると、ロンドンの人口は、一七五〇年の約七〇万人から、一八〇〇年に約九二万人、そして一八五〇年には二百万人をはるかに超えるまでに激増した。パリの人口は、一七五〇年から一八〇〇年にかけての時期は約五〇万人で安定していたのが、一八五〇年には倍増して百万人を超えた。ブリュッセル（ベルギー）、ロッテルダム（オランダ）、ウィーン（オーストリア）、ベルリン（プロイセン）といった主要都市の人口も、一八〇〇年から一八五〇年にかけての半世紀で倍増またはそれ以上の増加を示した。

もう一方のインフラストラクチュアの整備だが、当時の主要な都市インフラストラクチュアとしては道路や上下水道などがあった。

このうち道路については、多くの都市では、長い歴史を反映した細く古く曲がりくねった道と、国家の威厳を示すべく新しく建設された大通りが、無計画に併存していた。さらにいえば、前者が優越する地域と後者が優越する地域は画然と区別され、前者にはおもに貧困層つまり民衆が、後者にはおもに富裕層が、おのおの住んだ。このうち前者の地域が、

いわゆる都市スラムである。

二種類の道路と、それに対応した二種類の地域……双方を包含した総合的な道路計画、さらには都市計画が策定され、都市改造として実施に移されるには、パリを対象として一八五〇年代に開始された通称「オスマンのパリ大改造」（オスマンとは、計画実施を主導したセーヌ県知事ジョルジュ・オスマンのこと）を待たなければならない。

上下水道をみると、まず上水道については、一八世紀末から一九世紀初頭にかけて、蒸気ポンプをもちいた揚水、沈殿池をもちいた濾過、鉄パイプ水道管をもちいた配水といった技術が開発され、導入された。しかし上水道の敷設には費用がかかるため、これらすべてを完備した上水道の導入は、おもに富裕層が住む地域に限定された。都市スラムについては、上水道がないため井戸に頼るか、せいぜい近くの河川からひいた水をかたちだけ濾過して供給する上水道を利用できるにとどまった。

下水道については、大都市のなかではパリが先行し、一八世紀半ばには巨大な地下幹線上下水道が建設された。しかし、ロンドンやベルリンなどその他の都市では、下水道が整備されるのは一九世紀後半のことだった。それまでは、汚水は窓から道路に投げすてられるか、各地に設置された汚水溜めに入れられた。汚水溜めの中身は、定期的に汲みとられ

て郊外の土地や河川に廃棄されるか、肥料として利用された。しかし、汚水溜めのメンテナンスは費用がかかるため、とりわけ都市スラムでは不十分なことが多かった。そのため、しばしば汚水がしみだし、住居や、場合によっては井戸の水源を含む周辺地域を汚染するという事態が生じた。

このような状況のなか、農村部出身の元農民や元職人が、離村して都市に流入したのである。彼らは、みずからのスキルを活かす仕事が簡単にみつかるわけもなく、また工業都市以外の都市についていえば、労働機会を提供してくれる大規模な工場があるわけでもないから、多くは簡単に貧困化した。

彼ら貧しい民衆は、古い道がとおり、上水道がないため井戸が利用され、下水道の整備も十分でない地域、つまり都市スラムに狭い住居をみつけた。彼らの住居は、独立した家屋の場合もあれば、集合住宅内の部屋の場合もあった。そして、彼らは、露天商、行商、日雇い労働、あるいは廃品回収など、都市雑業と呼ばれる低収入の仕事に従事し、日々の生活費用をまかなった。彼ら民衆、そして彼らが密集して住む都市スラムが、コレラの主要な攻撃対象となる。

第3節　コレラは社会をいかに変えたか

◉疫学の誕生

感染症が発生した場合、科学者や医者は二つの問題に直面する。

感染症の原因はなにか、感染症はなぜ広がるのか、この二つである。

このうち後者の問題をクローズアップし、科学的かつ論理的な方法をもちいて答えを探そうとする試みが、コレラの感染爆発に定期的に襲われるようになった一九世紀ヨーロッパで出現する。

感染症が広がる原因、理由、あるいはメカニズムを明らかにするためには、だれが感染したか、感染の理由はなにか、という二つの問題を解くことが必要となる。そして、そのためには、感染事例の時期、場所、あるいは感染者の人間関係などをとりまとめ、また感染ルートを空間的に把握しなければならない。前者の作業のためには大量のデータを処理

する統計学が必要であり、後者の作業のためには感染事例を地図上にプロットして可視化するマッピングが必要である。

統計学とマッピングを分析ツールとして、だれが感染したか、感染の原因はなにか、という二つの問題を解くことにより、感染症が広がる原因にアプローチしようとする学問領域を「疫学」と呼ぶ（［ヘンペル／二〇〇九］二五六～七頁）。

コレラの感染爆発は、疫学という新たな学問領域を誕生させた。

感染症が広がる原因に対して科学的かつ論理的に接近し、コレラが広がる原因を明らかにすることに成功したのは、イギリスの医者ジョン・スノーである。スノーは、のちに「疫学の父」と呼ばれることになるが、もともとは麻酔の分野で名を成した外科医だった。ただし、彼は、若いころからコレラに関心をもち、独学で研究を進めていた。

一八四九年、コレラがロンドンで流行した。これを契機として、彼は感染の原因について研究を開始した。

同年夏、ロンドン南部はテムズ河右岸に位置するバターシー地区のアルビオン・テラスという街区でコレラの流行が発生した。流行が終息したのち調査官が派遣され、流行の原

因を調査するとともに報告書を作成した。スノーはそれを読み、コレラの症状が下痢など消化器系のものであるからには病原体は消化管経由で体内に入る、そののち消化管から排出された病原体が体内に入ることによって別の人が感染する、感染の主要ルートは感染者の排泄物が混じった水を飲むという経口感染である、という推測を立て、パンフレットとして発表した。しかし、彼の所説は大した反響を呼ばなかった。

一八五四年、ふたたびロンドンでコレラの流行が生じた。

スノーは、ロンドンの上水道はおもに二つの水道会社が経営しており、そのうちランベス社はロンドンより上流のテムズ河から、サザーク社はロンドンより下流のテムズ河から、おのおの取水していることに着目した。どう考えても、サザーク社よりはランベス社の方が、きれいな水を供給しているはずである。そしてスノーの推測が正しければ、サザーク社の水を飲んでいる人びとの方が、コレラに感染しやすいはずだ。

彼は、この仮説を胸に、膨大な訪問調査をおこない、その結果を統計処理してみた。事態は明白だった。サザーク社の飲料水は、ランベス社の飲料水と比べて一〇倍のコレラ感染者を生んでいたのである。どうみても感染ルートは水であり、感染方法は経口感染だった。

これはまさに比較調査のお手本であり、適切にデザインされた科学的な研究として、結論に強い説得力を与えるものだった。

それでは、水による経口感染はどんなメカニズムでなされるのか。

同年、ロンドン中心部のブロード通りでコレラの流行が生じた際、スノーは、この疑問を解くべく現地に向かった。彼は、まず、コレラに感染して死亡した人びとの住所を地図上にマッピングしてみた。すると、地図の上に、ひとつの井戸が浮かびあがってきた。

スノーはこの井戸が感染源ではないかと考え、死亡者がこの井戸の水を飲んでいたか否かを調査し、生存者の事例と比較してみた。これまた事態は明白だった。死亡者はこの井戸の水を飲み、生存者は飲んでいなかったのである。彼はこのデータをもとに地区の救貧委員会の会議にのりこみ、井戸の封鎖を求めて実現させた。

ただしスノーが明らかにできたのはここまでであり、病原体がどのようにしてこの井戸の水に混入したかという問題は、地区に設立された調査委員会に託された。委員となった牧師ヘンリー・ホワイトヘッドは、コレラに感染した乳児のおむつを洗った水が、井戸の横にある汚水溜めに捨てられたことをつきとめた。委員会が汚水溜めの周囲を掘ると、汚水が染みだして井戸に流れこんでいることが判明した。

これは、コレラ菌がおもに水を通じて経口感染するというスノーの所説を証明し、病原体に汚染された水の経口摂取というコレラの感染メカニズムを明らかにするものだった。

スノーの経口感染説は、その後、徐々に受け入れられていった。決定打となったのは、一八八三年、コッホがコレラ菌を（再）発見し、その生態が判明しはじめたことだった。ただしスノーは、自説が正しいと証明され、受容されることを知らないまま、一八五八年に早逝していた。彼が実践した学問領域に「疫学」という名が付され、彼が「疫学の父」と呼ばれるようになったのは、彼の死後のことだった。

◉結果オーライの都市改造

スノーは、コレラの原因、つまり病原体を明らかにすることには関心がなかった。すなわち「感染症」のうち「症」ではなく「感染」こそが、彼にとっての問題だった。

病気の原因を明らかにするのは疫学ではなく医学や生物学のしごとだが、感染症の病因に関しては、一九世紀ヨーロッパでは、二つの所説が相対立しながら併存していた。

ひとつは、動物の死体や植物の堆肥から有害な気体物質である「ミアズマ（瘴気）」が

発生し、それを周囲の人間が吸入することによって発症に至るという「環境説」である。

もうひとつは、ヒトとヒトが接触する際に、微細で毒素を出す感染因子が伝染して発症に至るという「接触説」である。

かつて中世ヨーロッパでは、ペストの経験にもとづいて、接触説が優越した。そして、接触説にもとづく感染症対策として「隔離、閉鎖、廃棄」という手法がもちいられた。

これに対して、環境説は、ヒポクラテス以来の長い伝統をもち、ペストのインパクトなどのせいで一時劣勢を余儀なくされたが、一八世紀ごろから復活していた。

それでは、両説が並立するなかで、コレラの病因はどこに求められたのだろうか。

コレラは、貧しい民衆が住む地区を中心に流行した。もちろん感染爆発の最盛期には広大な空間で流行を引きおこし、貧富の差なく伝染したが、それ以外の流行期には、流行地は都市スラムであり、感染者は民衆が多かった。

つまり、コレラは局地的な流行を繰り返していた。このような「一定の限定された空間における流行」は、瘴気を共有することによって感染が生じるとする環境説に親和的である。こうして、公衆衛生をはじめ社会政策に大きな影響力をもったエドウィン・チャドウィックが熱烈な環境説支持派だったイギリスをはじめ、ヨーロッパ各国では環境説が優位

に立った。

環境説に立つ場合、コレラの感染爆発を防ぐには、瘴気の発生を抑止し、空気を清浄化しなければならない。そのためには、都市スラムのような、風の通らない細い道に沿って不衛生な家が建ちならび、上から汚水や汚物が投げすてられ、上水と下水の区別がつかず、内外の清掃もろくになされないような地区を一掃（スラム・クリアランス）しなければならない。そして、広い道路、衛生的な住居、上水道と下水道の整備、道路清掃人制度の導入などにより、清浄な空気を地区に流れこませて瘴気の発生を防止しなければならない。

これはつまり、都市インフラストラクチュアの整備、いいかえれば都市改造である。

こうして、ヨーロッパの都市では、一九世紀後半以降、コレラの感染爆発を予防するために都市インフラストラクチュアの整備が進められることになった。都市化の過渡期は終わり、都市インフラストラクチュアを積極的に整備することによって人口増加に対処しようとする本格的な都市化の時代が始まった。都市インフラストラクチュア整備の必要性の根拠となり、各地で都市改造が進行するという事態を生んだのは、瘴気をコレラの病因とみなす環境説だった。

また、これは、感染症対策の主軸が「隔離、閉鎖、廃棄」から「生活環境整備」に移動

することを意味していた。

もっとも、スノーの疫学調査からコッホの病原体つまりコレラ菌の（再）発見を経て、一九世紀末になると、接触説（の修正版というべき、水を経由した経口感染説）が正しいことが明らかになる。そして、環境説は、科学的な所説としては放棄される。

つまり、誤った所説にもとづいて適切な政策がすすめられたわけであり、都市改造については、いわば「結果オーライ」なる事態が生じたのである。

第4節‖ブックガイド

◉コレラの歴史に関する概論

まずは**見市雅俊『コレラの世界史』**（晶文社）［見市／一九九四］から始めたい。コレラとその感染爆発の歴史を簡潔にたどったあと、イギリスを舞台に定め、感染爆発の実態はいかなるものだったか、人びとはどのように対応したか、どんな治療法が利用されたか、コレ

ラに対してどんなイメージが付与されたか、コレラは社会に対してどんな変化をもたらしたか、といった諸問題が、具体的かつ詳細に、しかもわかりやすく解説されていて、一九世紀のコレラ感染爆発がもつ意味を知るうえで有益である。対象のかなりの部分がイギリスに限定されていることから来る限界はあるが、見市の問題関心と同書の問題設定の広さは印象的である。

見市雅俊他『青い恐怖　白い街』（平凡社）［見市他／一九九〇］は、見市を中心とする共同研究の成果である。英仏独を専門とする五人の歴史学者の手になる同書を読むことによって、見市『コレラの世界史』が取り扱うイギリス以外のヨーロッパ諸国におけるコレラ感染爆発の実態がわかる。

それだけではない。英仏独の経験を比較すると、これら三国の経験の異同を生んだものはなにか、三国における感染爆発の帰結の異同はいかにして生じたか、といった疑問が生じるはずである。そして、この疑問に対する一定の回答も、同書には見出せる。比較って重要なのだ。

同書にはさらに、巡礼や軍事作戦といったヒトの移動がコレラの感染爆発と流行拡大におおきく貢献したこと、コレラ感染爆発によって感染症対策が「隔離、閉鎖、廃棄」から

「生活環境整備」に移行したこと、ヨーロッパにおいてコレラは「野蛮」あるいは「後進性」のシンボルであり、それゆえ「文明」と「先進性」の地であるヨーロッパにおける感染爆発は人びとに強い印象を残したこと……といった、重要かつ興味深い論点が提示されている。同書を読むと、コレラ感染爆発という一見マニアックな史実が、じつは広く多様な問題系をカバーしていることが感得できる。

そのほか、**石弘之『感染症の世界史』**〔石／二〇一八〕、**酒井シヅ「近世社会とコレラ」（同編『疾病の時代』**、大修館書店）〔酒井／一九九九〕、**ウィリー・ハンセン他『細菌と人類』**〔ハンセン他／二〇〇八〕、**ジャック・リュフィエ他『ペストからエイズまで』**〔リュフィエ他／一九八八〕などにも、コレラ菌や感染爆発について簡潔かつ適切な説明が含まれている。

とくにリュフィエ他『ペストからエイズまで』（一五四頁）は、東ヨーロッパにおける第二次感染爆発に際して、オーストリアでは、都市部に多く居住していたドイツ人のあいだに犠牲者が多発した一方、ハンガリー地方ではマジャール人、ボヘミア地方ではチェコ人といった、農村部に居住していたために犠牲者が少なかった民族があり、後者の地位が上がったことに触れている。これは、社会に対する感染症のインパクトとして重要な事例であり、さらには、一九世紀には東ヨーロッパの大部分を支配していた多民族国家オーストリ

アが二〇世紀に入って解体する遠因は、コレラの流行にあったのではないかという想像させてしまう、じつに興味深い指摘である。

◉コレラの問題系

見市他『青い恐怖　白い街』に結実する共同研究にも参加している**柿本昭人**の書『**健康と病のエピステーメー**』（ミネルヴァ書房）〔柿本／一九九二〕は、「エピステーメー」という聞きなれない語がタイトルにもちいられていることに象徴されるように、異色のコレラ史である。

「エピステーメー」とはギリシア語で「知」を意味する語であるが、一九六〇年代に哲学者ミシェル・フーコーが哲学の分析ツールとしてもちいることを提唱し、一躍人口に膾炙《かいしゃ》した。フーコーは、この語に対して「ある時代の人びとに共有された知や認識の枠組み」という意味を与え、それを明らかにすることを唱えたのである。

柿本は、フーコーの問題提起に応え、「エピステーメー」をツールとする分析を、一九世紀ヨーロッパのコレラ感染爆発に応用した。それにより、当時の人びとの知や認識の枠

組みのあり方を析出するのみならず、この史実を分析する歴史学者の知や認識の枠組みを問いなおすことを試みたのである。

それゆえ、柿本の関心は、コレラに対する人びとの「まなざし」の特徴、コレラ対策のキーワードが「報告と摘発、追放から絶滅へ」となった理由、その具体的な目標である「暗がりの空間を掃討し、生きて、生産し、富を生みだす人間が生活する均一な空間とすること」の意味、環境説と接触説という二つの病因説の関係、人びとのコレラ観における「余所者《よそもの》」の位置などに向けられる。

フーコーの所説におおきく依拠している同書は、かならずしも読みやすいものではないが、とくに二つの病因説の関係を論じ、両者が単に相対立するものではなかったことを明らかにした部分は、説得的であり、独創的である。

◉「医学探偵」の冒険と貢献

本章でも書いたとおり、疫学の誕生はジョン・スノーの活躍と切っても切れない関係にある。

ロンドンにおけるスノーの調査とその結果については、**スティーヴン・ジョンソン『感染地図』**（矢野真千子訳、河出書房新社・河出文庫）〔ジョンソン／二〇一七〕と**サンドラ・ヘンペル『医学探偵ジョン・スノウ』**（杉森裕樹他訳、日本評論社）〔ヘンペル／二〇〇九〕が、ともに詳細でわかりやすく、しかも科学的なツボははずさない説明を加えており、ぼくらにとって有益である。

ジョンソンとヘンペルはともに科学ジャーナリストであるが、この二冊を読めば、スノーはなにをしたかのみならず、疫学とはなにか、スノーの調査がいかなる意味をもち、なにが新しくすごかったのか、疫学的調査は感染症対策としてどんな意味をもつか、といったさまざまな問題に対する答えを発見でき、「疫学の父」スノーの営みがぼくらに対して重要な貢献をしていることが腑に落ちるはずだ。

もちろん疫学の誕生の功績は、スノーひとりに帰せられるべきものではない。そこには、ホワイトヘッドその他、スノーの所説に関心を寄せた人びとの努力があった。

また、スノーの所説は、医学界、公衆衛生行政の世界、あるいは政界にただちに受容されたわけではない。とりわけスノーが活動したイギリスでは環境説の支持者は多く、またその支持者たちは圧倒的な影響力をもち、スノーが提示した経口感染説に対して強固に反

対を続けた。そして、環境説の説明に微調整を加えるなど、自説を擁護するために努力を重ねた（[見市他／一九九〇] 一〇五〜一六頁）。

これは、科学史学者トマス・クーンが指摘するところの、既存の通説（通常科学）に対する反例が多数発見され、通説の転換（パラダイム・シフト）が生じかねないときに、既存の通説の支持者が採用する行動の典型である（[クーン／一九七一] 参照）。

さらに、コレラは、経口感染説が通説となり、都市改造が進んで上水道が清潔な水を供給するようになり、コッホが病原体としてコレラ菌を（再）発見し、予防接種が実用化されたのちも、発展途上国を中心に流行を繰り返して今日に至っている。この点についても、ジョンソン『感染地図』とヘンペル『医学探偵ジョン・スノウ』に簡略ながら的確な説明がある。

第4章
インフルエンザ

第一次大戦が拡散した「**冬の風物詩**」は、ナチス台頭を準備した

第1節　インフルエンザ・ウイルスの生態史

◉冬の風物詩、インフルエンザ

ぼくらにとってもっとも身近な感染症といえば、それはインフルエンザだろう。

秋になるとインフルエンザのワクチン予防接種が始まり、病院には大人や子供が詰めかける。冬に入るといよいよ流行開始となり、「今年は何型か?」が話題となり、マスク姿の人びとが増える。春になると、終息して話題に上らなくなり、しかしマスク姿は減らないのだが、それは花粉症対策のためだよな……というプロセスが、毎年くりかえされる。

ちなみに、いまやインフルエンザはほぼ「薬で治る病気」となったので、少なくともここ日本では、流行期になっても、人びとのあいだにはさほど悲壮感はない。

ただし、インフルエンザが薬で治る病気となったのは二〇世紀末のことである。それまでは、感染したら、とりわけ予防接種をしていない場合や、予防接種が「流行する型の予

想をハズシた」場合は、治療に苦労を要する病気だった。

また、今日においても、インフルエンザは決して「軽い」感染症ではない。厚生労働省によれば、二〇一八／一九年の流行期におけるインフルエンザは、日本では、感染者数は約一二〇〇万人、入院者数は約二万人、そのうち四パーセント弱はICUで治療を受け、また二パーセント強は人工呼吸器の装着が必要となった（厚生労働省「今冬のインフルエンザについて（二〇一八／一九シーズン）」）。総死亡者数は三二七六人である（『IASR』四〇巻、二〇一九年十一月号）。

◉ウイルスの特性

インフルエンザの病原体はウイルスである。もともとは北極圏近くの水中に存在し、水鳥（おそらくカモ）を宿主としてその腸管で増殖していた。そして、容易に変異するという特徴をもつため、水鳥以外の鳥類、牛、馬、豚などの家畜を含む各種哺乳類、さらにはヒトに感染するようになった、と考えられている（［石／二〇一八］一九八～二〇〇頁）。

その際、ヒトでは、腸管など消化器ではなく呼吸器で増殖し、呼吸器疾患を引きおこす

ように変異した。これが、いわゆるインフルエンザである。

インフルエンザは、基本的には呼吸器の炎症であり、ウイルスに感染すると、発熱やだるさのほか、咳、痰などの気道症状を引き起こす。ただし、いわゆる風邪（上気道炎）と異なり、高熱となることが多いほか、しばしば筋肉痛や関節痛を伴う。また、ヒトとヒトのあいだでは、ウイルスを含んだ唾や呼気を吸入したり、それらが付着したものを手で触り、その手で粘膜に触ったりすることによって感染する。

人間において、予防接種があるのに毎年インフルエンザが流行するのは、ウイルスが変異して別のタイプになることが多く、その場合、予防接種の効力が低下してしまうからだ。この点は、同じ感染症である天然痘を引きおこす天然痘ウイルスが比較的安定していて変異を起こしにくかったのと対照的である。

インフルエンザ・ウイルスが変異しやすいことには、二つの理由がある。

第一は、人間の遺伝子（遺伝情報）がＤＮＡ（デオキシリボ核酸）からなっているのに対して、インフルエンザ・ウイルスの遺伝子はＲＮＡ（リボ核酸）からなっていることである。ＤＮＡの基本的な機能が遺伝子の保存（遺伝情報の保存）なのに対して、ＲＮＡの機能は遺伝子の処理（遺伝情報の処理）であることから、ＲＮＡはＤＮＡと比較して不安

定であり、さまざまな要因にもとづく突然変異を生じやすい。具体的には、DNAは二本鎖構造をとるのに対して、RNAは一本鎖であり、損傷すると正確な修復が困難である。また、化学構造上、RNAの鎖はDNAより切れやすく、分解されやすい。

　第二は、インフルエンザ・ウイルスの遺伝子がRNA上で八つの分節にわけて保存されていることである。そのため、別種の遺伝子をもつインフルエンザ・ウイルスと出会うと、遺伝子交雑（くみかえ）が生じて、新しい遺伝子をもった別のタイプになってしまうことが多い。

　RNAの鎖は切れやすいため、たとえば、ひとつの細胞に遺伝子が異なる二つのウイルスがとりつくと、しばしば、両者のRNAが切れ、クロスして接合しあい、新しい組合せの八つの分節からなる遺伝子をもったRNA、ひいてはウイルスが出来上がってしまう。これを「遺伝子再集合」と呼ぶ（〔岡部他／二〇二〇〕八四頁）。

　こうして生じる変異が小規模なものであれば「今年のインフルエンザ・ワクチンはハズレでした」ということになり、大規模なものであれば、たとえば「鳥インフルエンザ・ウイルスがヒトに感染する」事態となる（〔速水／二〇〇六〕二六～八頁）。

◉人獣共通感染症

インフルエンザは、人間と動物の双方に感染する人獣共通感染症である。しかも、変異が生じやすく、またそのスピードも速いということを反映して、さまざまな動物からヒトに感染する。

これら宿主となる動物のうち重要なのは鶏と豚である。ともに身近な家畜であり、また人間の食用に供されるからだ。鶏や豚を調理する過程で、鶏の消化管や豚の呼吸器に存在するウイルスをヒトが鼻や口から吸収し、呼吸器に感染させれば、インフルエンザ発症の条件が整ったことになる。これは、ぼくらの食生活を考えれば、容易に起こりうる事態ではないだろうか。

鶏と豚のうち、とりわけ重要なのは豚である。それは、豚の呼吸器の上皮細胞にはさまざまなウイルスが感染できるからだ。ここで複数のインフルエンザ・ウイルスが併存し、突然変異や遺伝子交雑が生じてウイルスが変異すれば、ヒトにも感染する新しいインフルエンザが誕生する可能性がある。しかも、そのウイルスは、豚が食用動物であるという特

徴を反映して、調理の過程で容易に人間の呼吸器に吸いこまれてゆくだろう。

◉インフルエンザの歴史

インフルエンザは、記録に残っているものに限定しても、すでに古代エジプト（紀元前三千年期）で生じたことが判明している。

ちなみに、インフルエンザは、ヒトとヒトのあいだで呼吸器を媒介して感染することから、都市部など密集した空間で感染しやすい。インフルエンザは、都市文明の発達や都市化の進展とともに勢力を拡大してきたわけである。

中世から近代になると、インフルエンザが秋から冬にかけて流行する感染症であることがひろく知られるようになった。この季節性からして天体の運行や気候の条件の「影響」を受けて発生および流行するのではないかという推測のもと、一六世紀イタリアで「影響」を意味する「インフルエンツァ（influenza）」と命名された。これが英語で発音されて「インフルエンザ」になった（［石／二〇一八］二〇八頁）。

その後、インフルエンザは感染症であるという認識が確立するのに伴い、同病に関する

記録が増えてゆく。

　科学ジャーナリスト・石弘之によると、一八世紀から一九世紀にかけての二世紀間に二五回の流行があり、そのうち一二回は感染爆発だった。たとえば、一七二九年から三二年までの感染爆発は、ロシアに始まって世界中に広まり、世界の全人口の三分の一が感染した。一七八一年から翌年にかけての感染爆発は、中国に始まったが、ヨーロッパでは感染率が七割近くに達した。一八三〇年から三三年にかけての感染爆発は中国に始まって全世界に広がり、一八八六年から八九年にかけての感染爆発はロシアに発生して全ヨーロッパに打撃を与えた。

　つづいて二〇世紀には、四回の感染爆発が発生した。

　第一に、一九一八年から翌年にかけて発生した「スペイン・インフルエンザ（日本での通称はスペイン風邪）」は、合衆国で発生し、史上最大のインフルエンザ感染爆発と評価されている。

　第二に、一九五七年の「アジア風邪」は、中国で発生して世界各地に広がり、推計で百万人以上が死亡した。

　第三に、一九六八年から翌年にかけての「香港風邪」は、香港で発生し、やはり全世界

で百万人以上の死者が出た。

そして最後に、一九七七年から翌年にかけて旧ソ連で「ソ連風邪」が流行し、約十万人が死亡したといわれている（［石／二〇一八］二〇九〜二一一頁）。

これら感染爆発の多くが中国を発生地としているのは、偶然ではない。中国とりわけ同国南部では、鶏など家禽や豚を食用家畜として飼育しているが、飼育形態は人家の近くで放し飼いするというものが多い。水鳥、鶏、豚、人間が生活空間を共にしているわけだ。この場合、たやすくインフルエンザ・ウイルスの変異が生じ、高い可能性で種をこえるウイルスや新型のウイルスが登場するだろうことは、ぼくらでも想像できるはずである。

第2節 ‖ インフルエンザ感染爆発のメカニズム

◉スペイン・インフルエンザ、あるいは「感染症史における最大の悲劇」

史上最悪のインフルエンザ感染爆発であるのみならず「感染症の歴史のなかで最大の悲

劇」（［石／二〇一八］二二一頁）とまでいわれているのが、第一次世界大戦末期に発生したスペイン・インフルエンザである。

スペイン・インフルエンザは、一九一八年春の第一波、同年秋の第二波、一九年春の第三波に区別できる。

一九一八年春の第一波は、三月四日、カンザス州ファンストン基地で発生した（［クロスビー／二〇〇九］三九頁）。

受診に訪れた兵士たちは、当初は発熱、頭痛、咳など、通常の風邪の症状を訴えていたが、徐々に肺炎の症状をみせるようになった。ただし、同基地における流行は二週間でおさまり、基地上層部をほっとさせた。なにしろ第一次世界大戦はまだ続いており、彼ら兵士をヨーロッパ戦線に送りださなければならなかったからである。

ただし、基地の外をみると、ほっとできるような状況ではなかった。インフルエンザは、他の基地をはじめ、ニューヨークからカリフォルニアに至るまで、兵士と一般市民とを問わず、一気に広まっていたからである。

さらに、合衆国からヨーロッパに渡った兵士たちを感染源として、ヨーロッパ各地でも流行が始まり、「スペイン・インフルエンザ」という名が付けられた。五月から六月にな

ると、北アフリカ、ロシア、インド、中国にも流行が広まり、事態は感染爆発の様相をみせた。

このインフルエンザには、それまでにない新しい特徴があった。通常インフルエンザは、体力のない人びと、すなわち乳幼児と高齢者に感染しやすい。そのため、横軸に年齢、縦軸に感染率をとった座標軸上では、グラフはU字型の曲線を描く。ところが、スペイン・インフルエンザは二〇～三〇歳代の青年層の感染率も高く、グラフはW型を描いた。これは、ウイルスが過剰な免疫反応を生じさせる種類のものであり、その結果、肺を中心として激しい炎症を引きおこしたせいではないかといわれている（［クロスビー／二〇〇九］二六一～七頁）。

さらに、同年八月、ウイルスはボストン（合衆国）、ブレスト（フランス）、フリータウン（シエラレオネ）で同時多発的に変異し、強毒性を獲得した。ここから第二波が始まる。第二波は九月ごろから年末にかけて、寒くなる時期だったこともあり、合衆国とヨーロッパを中心に猛威を振るった（［岡部他／二〇二〇］八七～八八頁）。

第二波を引きおこしたインフルエンザの特徴は、しばしば、血痰など呼吸器系の出血と、血漿などからなる水分で肺胞が充たされる肺水腫がみられたことである。二〇世紀末にな

り、遺伝子（遺伝情報）解読技術とウイルス人工合成技術を組み合せてスペイン・インフルエンザのウイルスを人工的に再現することが可能になったが、それをもちいた実験により、このウイルスは哺乳類の肺に強いダメージを引きおこすことがわかっている（［岡部他／二〇二〇］九二～三頁）。

　スペイン・インフルエンザ・ウイルスの起源については諸説があり、いまだ定説といえるようなものはない。まず、故地については、北極圏という説と中国南部という説がある。また宿主については、北極圏に生息する水鳥が合衆国に到来してヒトに感染させたという説、同じ水鳥が合衆国で豚に感染させ、豚からヒトに感染させたという説、中国南部で鳥から豚、そしてヒトへの感染が生じ、感染した中国人が合衆国に出稼ぎに来てアメリカ人に感染させたという説など、百花繚乱状態である。

　インフルエンザ感染爆発に対して、各地の中央政府や地方政府は、さまざまな治療薬を試したほか、劇場など人びとが集まる場所の閉鎖やヒトやモノの移動の制限、つまり伝統的な「隔離、閉鎖、廃棄」政策を採用したり、インフルエンザが呼吸器系の感染症であることを考慮してマスク着用を義務化したりして、感染の防止と抑止に努めた。

　このうち興味深いのはマスクの着用である。合衆国では、人びとがマスクの着用に慣れ

ていなかったこともあり、各地で「反マスク同盟」が結成されてマスク着用の義務化に反対した。

たとえばサンフランシスコでは、市議会が一九一八年一〇月二四日にマスク着用条例を採択したが、マスク反対の世論などもあって一一月二一日に条例の効力を停止し、しかし翌年一月一七日には条例の効力を再度確認した。市議会の右往左往は、マスク着用が義務付けられると感染者数が減少し、義務化が停止されると増加することが、はっきりと数字で示されたからだった。これは、一種の自然実験（実際に生じた現象を観察することを一種の実験とみなし、そこから因果関係などの結論を導出すること）とみなせるだろう。インフルエンザ対策としてマスクは有効なのである。

第二波は一九一八年末には終息するが、翌年初頭にはただちに第三波が始まった。もっとも、この第三波を引きおこしたウイルスは変異によって弱毒化しており、第一波や第二波のような被害は出なかった。その後もスペイン・インフルエンザ・ウイルスによるインフルエンザは定期的に流行するが、やがて季節性のインフルエンザの一部に組み込まれ、今日に至っている。

感染爆発としてのスペイン・インフルエンザの被害は甚大なものだった。世界の人口

（約一八億人）の三分の一から半数が感染し、死者数は二千万人から五千万人、致死率は二パーセントから八パーセント、そして死亡率は一パーセントから三パーセントと推計されている（［岡部他／二〇二〇］八五頁）。致死率や死亡率が場所によって異なることは、いうまでもない。それにしても、二〇世紀になって、致死率ではなく死亡率が全世界平均で最大三パーセントに達する感染症が発生したというのは、信じがたい事実である。

◉第一次世界大戦というタイミング

スペイン・インフルエンザは、第一次世界大戦のさなかという、感染爆発にとって絶妙のタイミングで発生した。

大戦はヨーロッパ諸国を中心とする諸国が連合国（英仏伊露など）と同盟国（独墺など）にわかれ、おもにヨーロッパを戦場として戦う「ヨーロッパの戦争」であり、合衆国にとっては、ほぼ他所事《よそごと》だった。

ところが、大統領ウッドロー・ウィルソンが第三者として仲介した和平の試みが失敗し、ドイツが、合衆国を含む中立国の船舶も攻撃対象に含める無制限潜水艦作戦を大々的に実

施するようになると、合衆国の世論は急速に連合国を支持して参戦する方向に傾き、一九一七年、合衆国はドイツに宣戦布告した。これにより、大量のアメリカ陸海軍兵士が大西洋を渡ってヨーロッパに派遣され、戦闘に参加することになった。

この動員は、大量のヒトが大西洋を渡ることを意味する。

アメリカは四百万人以上の兵士を徴用し、そのうち約二百万人をヨーロッパ戦線に派遣したが、彼らのなかには大量のインフルエンザ感染者が含まれていた。平時であれば体調不良を理由として移動を断るような症状の人びとも、愛国心に導かれ、あるいは「戦時だからやむをえない」とか「兵士なら出征して当然」とかいった理由で、輸送船に乗りこんだ。

また、兵士を輸送する船舶は、衛生状態が劣悪であり、人口密度が高いこともあって、感染拡大には最適の環境だった。海軍における感染率は四〇パーセント以上であり、最大の被害を出した巡洋艦ピッツバーグに至っては、乗組員の感染率は八〇パーセントに至った（「クロスビー／二〇〇九」一五四～五頁）。

ヨーロッパに到着すれば到着したで、これら二百万人の兵士たちは劣悪な環境、つまり戦場に放りこまれた。戦場の兵士のインフルエンザ感染状況に関するデータはほとんど存

在していないが、感染爆発がピークを迎えた第二波の時期には、インフルエンザで入院した兵士の数は、アメリカ軍が九月の一か月間で約四万人、イギリス軍が一一月の一か月間で三万人以上、フランス軍が一〇月の一か月間で七・五万人に達している（［クロスビー／二〇〇九］二〇〇頁）。いうまでもなく、入院できた兵士は幸運である。その背後に入院できなかった感染兵士が何倍もいたことは、想像にかたくない。

さらに、彼ら感染兵士は、戦場にとどまっていた一般市民に対してインフルエンザを感染させた。戦時中ということもあって、一般市民のインフルエンザ感染に関するデータは兵士にもまして少ないが、世界全体で二千万人から五千万人といわれる死者の多くが彼らからなっていたこともまた、想像にかたくない。

戦争は、兵士の動員によってヒトの移動を誘発し、兵士の密集輸送という感染にとって好適な環境をもたらし、さらには戦場という過酷な環境に兵士を置くことで彼らの体力を奪い、ひいては感染に対する抵抗力を奪う。さらに、兵士のあいだに広まった感染症は、軍事作戦が続くあいだに、戦場にとどまる一般市民に広がってゆく。

二〇世紀の戦争は大規模な総力戦、すなわち戦場と銃後の区別がなくなり、全土が一種の戦場になることによって特徴づけられる。戦争は、とりわけ総力戦は、感染症の拡大に

適した環境をもたらすのである。

第3節 インフルエンザは社会をいかに変えたか

◉パリ講和会議とウィルソンの不運

スペイン・インフルエンザは第一次世界大戦の終戦処理のあり方に対して重大なインパクトを与え、その後の社会のあり方をおおきく規定した（［クロスビー／二〇〇九］第一〇章）。大戦は連合国の勝利に終わり、一九一八年九月から一一月にかけて、劣勢の同盟国を構成する諸国が次々に休戦協定を結んだ。

連合国の勝利に貢献したのは中途参戦して大量の兵士と物資を供給した合衆国であり、そのことを反映して大統領ウッドロー・ウィルソンの発言力は高まった。彼は理想主義と反ヨーロッパ中心主義の色彩が強く、すでに同年一月、秘密外交の廃止、公海航行の自由、軍備縮小、民族自決、国際的な平和機構（のちの国際連盟）の設立などからなる「十四か

条の平和原則」を発表していた。

翌一九年一月、パリで講和会議が始まると、ウィルソンはこの「平和原則」を携えてパリにのりこんだ。

講和会議の主要メンバーは、ウィルソン、イギリス首相デイヴィッド・ロイド・ジョージ、フランス首相ジョルジュ・クレマンソー、イタリア首相ヴィットリオ・オルランドの四人であり、彼ら「四巨頭」からなる「四人委員会」が重要議題を審議することになった。

講和会議は、最終的には、ドイツに対する賠償をどうするかに焦点が絞られた。

対独最強硬派はクレマンソーであり、独仏戦争（一八七〇～一年）における敗北以来フランス国内で声高となっていた「対独復讐」世論に押されて強硬な姿勢をとった。彼は、同じ強硬派ロイド・ジョージにも支えられて、ラインラントの占領、フランスに対するザール地方の割譲、そして巨額の賠償金を要求した。

これに対してウィルソンは、平和原則にもみられた理想主義的な平和主義にもとづき、彼らの強硬な姿勢に反駁《はんばく》した。

議論は進まず、その間にも、ハンガリーにおける革命、ドイツにおける反乱、ロシアにおける革命の進行など、さまざまなニュースがとびこんできた。

議論が完全に膠着《こうちゃく》し、講和会議の緊張がピークに達した同年四月、ウィルソンが病床に臥すという事態が生じた。スペイン・インフルエンザ感染爆発の第三波にのみこまれたのである。彼は、やむなく外務担当大統領首席補佐官エドワード・ハウスを代理に立て、交渉を進めることを依頼した。

ところがハウスは、ウィルソンの理想主義の共有者というよりは、実利を優先する現実主義者であり、英仏の要求に対して大幅に譲歩する案をまとめて病床のウィルソンに提示した。体力気力ともに欠けるウィルソンはハウスの提案を詳細に検討する余力もなく、同案を呑むしかなかった。

こうして、ドイツに対して極端に厳しい講和条件が、事実上決定された。この決定のもと、六月、ヴェルサイユで講和条約が結ばれ、第一次世界大戦は正式に終了した。

ヴェルサイユ講和条約で生まれた世界秩序を「ヴェルサイユ体制」と呼ぶが、そこには、集団安全保障を担う超国家的機関である国際連盟の設立や、民族自決の原則など、それまでになかった新しい要素が含まれていた。

ただし、ドイツに課された講和条件は、大戦で疲弊したドイツ経済にとっては過酷すぎるものだった。かつて独仏戦争の勝利によってフランスから割譲され、鉄鉱石（ロレーヌ

地方）と石炭（アルザス地方）の生産によってドイツ製鉄業の発展を支えたアルザス・ロレーヌ地方はフランスに返還された。これまた石炭生産で重要な位置を占めるザール地方は、当面、国際連盟が行政を担当することとなった。さらに、一三二〇億金マルクという天文学的数字の賠償金が課せられた。

その結果、戦後のドイツはハイパー・インフレーションに襲われ、国民とりわけ民衆の生活は疲弊し、さらには困窮のどん底に突きおとされた。彼らの疲弊がヴェルサイユ条約に対する不満に変わり、不満が連合国に対する復讐心に変わるのは、どう考えても時間の問題だろう。この復讐心を利用して勢力を伸長させたのが、アドルフ・ヒトラー率いる国民社会主義ドイツ労働者党、通称ナチスである。

そう考えると、スペイン・インフルエンザは、ウィルソンの感染を媒介として、ナチスの台頭、したがって第二次世界大戦の勃発を引きおこしたといえるかもしれない。

◉病原体の発見

スペイン・インフルエンザが感染爆発していた時期には、いまだにインフルエンザの病

原体は発見されていなかった。

一八九〇年代、著名な細菌学者リチャード・ファイファーが、インフルエンザの病原体と思しき細菌を発見した。その結果、この通称「ファイファー桿菌《かんきん》（細長い円筒状の細菌）」がインフルエンザを引きおこすという所説が有力視されるようになった。しかし、その後、インフルエンザ感染者から同菌が発見されないなど問題がみつかり、スペイン・インフルエンザ流行の時点では、ファイファー桿菌説については賛否両論拮抗という状態だった。

ファイファー桿菌が病原体でないとすると、別の細菌が原因か、それとも細菌よりも小さいため顕微鏡（光学顕微鏡）ではみつけられないなにかが原因か、ということになる。前者の所説については、連鎖球菌などが疑われ、実験や観察がおこなわれたが、どれも成功しなかった。そうだとすると、後者の可能性が高くなる。光学顕微鏡ではみえない微小な病原体、つまり、おそらくはウイルスである。

ウイルス病原体説は、すでに一九一〇年代から唱えられていた。しかし、ヒト・インフルエンザの病原体を確定する作業は、時間がかかった。

一九三三年、イギリスでインフルエンザの流行が発生した。細菌学者ウィルソン・スミ

スたちは、ウイルスが病原体ではないかと考え、その正否を明らかにするための実験をデザインした。病人のうがい液を採取し、それをフィルターで濾過したのち、さまざまな動物に注射する、というものである。

フェレットで実験したとき、彼らは濾過液を注射されたフェレットがインフルエンザの症状を呈することに気づいた。続いて、感染体となったフェレットを健康なフェレットに接近させることにより、後者にインフルエンザを感染させることに成功した。さらに、その三年後、感染体のフェレットのくしゃみがヒトにインフルエンザを感染させるという事態が生じた。たしかにスミスたちは、インフルエンザの病原体をなすウイルスを他の病原体から分離していたのである。

ウイルスそのものをみて確認するためには、光学顕微鏡では力不足であり、電子顕微鏡が必要である。電子顕微鏡は一九三一年に開発され、三八年に商用化された。インフルエンザ・ウイルスがぼくらの目の前に姿を現すのは、そのあとのことである。そして、一九四〇年代になると、ワクチン予防接種が実用化されることになる。

◉ライフスタイルは変化するか？

スペイン・インフルエンザの感染爆発に際して、合衆国の多くの都市ではマスクの着用が義務化された。当時の合衆国の人びとにとって、病気予防のためのマスク着用は新しい習慣であり、新しいライフスタイルの一環をなすものだった。したがって、それに抵抗あるいは反対する人びともおり、すでに述べたとおり、彼らが「反マスク同盟」を結成して義務化に抵抗するという事態もみられた。しかし、マスクの有効性が明らかになり、その着用が義務化されて（不本意かもしれないが）マスクを着用するようになると、人びとはマスクの着用に慣れしたしむようになった。

同じくスペイン・インフルエンザの感染爆発に見舞われた日本でも事態は同様であり、当時の写真には、「流行性感冒」（インフルエンザの日本名）の感染予防のためにマスクを着用する人びとが写っている（たとえば［速水／二〇〇六］一一頁）。

これは、新しいライフスタイルの出現、あるいはライフスタイルの変化を意味しているのだろうか。

少なくとも合衆国については、そうではない。感染爆発が終わってしばらくすれば、人びとはマスクと、マスク着用というライフスタイルを捨てた。インフルエンザが流行する冬が近づくと感染予防のためにマスクを着用しはじめるという、現代の日本ではおなじみとなったライフスタイルが、彼の地に根付くことはなかった。

それでは、日本ではどうだろうか。冬にマスクを着用する人びとが目立つようになったのは、いつのことだろうか。ぼくの個人的な記憶では、それほど昔のことではなかったような気がするのだが、どうだろうか。本書では確たることはいえないが、一体いつから日本では冬にマスクをするようになったのか。そのきっかけは何だったのか。合衆国のように、マスク着用に反発する動きはなかったのか……これらはすべて、歴史学の領域において一考に値する問題である。

それはさておいても、ここからわかるのは、感染予防のためのマスク着用というささやかに思えるかもしれないことであっても、それまで人びとが親しんできたライフスタイルを変容させ、新しいものを定着させるのは簡単ではない、ということだ。日本はこの変容に成功したかもしれないが、それには相当の時間がかかったようにみえる。そして合衆国は、この変容に失敗してきたし、今後も失敗しつづけるかもしれない。

第4節‖ブックガイド

◉インフルエンザの歴史に関する概論

インフルエンザは、あまりにも身近すぎる感染症だったせいか、その歴史に関する文献は思いのほか少ない。二〇世紀後半になっても、人びとのあいだでは「重い風邪」程度に考えられていたため、その歴史をわざわざ対象として取り上げようという奇特な研究者はあまりいなかったらしい、ということである。

そのことは、アルフレッド・クロスビーが、一九七〇年代に、史上最大のインフルエンザ感染爆発であるスペイン・インフルエンザを研究しはじめたとき、この感染爆発でさえ先行する研究も利用できる文献もほとんどなかった、と回顧していることからも明らかだろう（［クロスビー／二〇〇九］「新版への序文」）。

インフルエンザの歴史が本格的に論じられようになったのは、二一世紀に入って新型、

とりわけ強毒性のインフルエンザや、強毒性の呼吸器系感染症が出現し、世間の関心が向かうようになってからのことである。逆にいえば、二一世紀を生きるぼくらは、インフルエンザの歴史を知るのに好都合な位置にある。

二〇世紀末から、強毒性の新型鳥インフルエンザ・ウイルスがヒトに感染した「鳥インフルエンザ」（一九九七年、二〇〇三年）、コウモリを元来の宿主（保有宿主）とするコロナウイルスの感染症である「重症急性呼吸器症候群」（SARS、二〇〇二年）、豚インフルエンザ・ウイルスがヒトに感染した「新型インフルエンザ」（二〇〇九年）、ラクダを保有宿主とするコロナウイルスの感染症である「中東呼吸器症候群」（MERS、二〇一二年）と、たてつづけに新たな呼吸器系感染症が出現し、流行した。そのため、これら病気に対する警戒心が高まり、その一環としてインフルエンザの歴史に対する関心が生まれ、この関心に応えるべく、各種の文献が刊行されるようになったのである。

そのなかで「この一冊」といえば、科学ジャーナリストである**トム・クインの『人類対新型ウイルス』**（朝日新聞出版・朝日新書）〔クイン／二〇二〇〕だろう。原著のタイトルは『インフルエンザの社会史（*Flu: A Social History of Influenza*）』であり、古代から二〇世紀末に至るインフルエンザの歴史を、その政治的、経済的、社会的なインパクトも含め

て、わかりやすくまとめている。とりあえずここから始めたい。また、**石弘之**『**感染症の世界史**』〔石／二〇一八〕も一章（第八章）をインフルエンザの歴史に割き、コンパクトながら適切な説明を与えてくれている。

なお、本書では取り上げないが、先述したＳＡＲＳ、ＭＥＲＳ、および各種の新型インフルエンザについては、ウイルスの構造から流行の経緯に至るまでの諸相について、新書などの一般書から専門書まで山のような文献がある。

そのなかで、概要を知りたいときには、**日経メディカル編**『**グローバル感染症**』（日経ＢＰ）〔日経メディカル編／二〇一五〕が簡潔かつよくまとまった説明を加えていて便利である。

二〇〇九年の「新型インフルエンザ」については、それだけをとっても大量の文献があるが、**岡部信彦他**『**新型インフルエンザパンデミックに日本はいかに立ち向かってきたか**』（南山堂）〔岡部他／二〇二〇〕第一部が、日本における対応、経緯、教訓を適切にまとめている。

◉スペイン・インフルエンザ

まずは、スペイン・インフルエンザの病原体研究をライフワークとするウイルス学者**ロバート・ウェブスター**の手になる『**インフルエンザ・ハンター**』（田代眞人・河岡義裕監訳、岩波書店）［ウェブスター／二〇一九］から始めたい。みずからの研究生活を振りかえり、インフルエンザとその研究、そして研究の歴史を解説しながら、スペイン・インフルエンザの病原体の正体に迫ってゆく同書は、同病に関する基本的な知見を正確に与えてくれるのみならず、読んでいるうちにワクワクしてくる掛け値なしの好著である。

スペイン・インフルエンザ発祥の地である合衆国や、戦時中ということもあって多大の被害者を出したヨーロッパにおける同病の歴史については、開拓者的な業績として、先述した**クロスビー**の著『**史上最悪のインフルエンザ【新装版】**』（西村秀一訳、みすず書房）［クロスビー／二〇〇九］がある。原著は一九七六年に刊行されているが、頼れる先行文献がほとんど存在しないなかで、当時の報告書や新聞記事などの資料をコツコツと探しだし、合衆国とヨーロッパにおけるインフルエンザの実態を克明に描きだした、翻訳で五百ページ

近い大著である。とりわけ合衆国大統領ウッドロー・ウィルソンがインフルエンザに感染したことを緻密に論じた部分は、その後の歴史を考えるとき、さまざまな示唆を与えてくれる。

ジョン・バリー『グレート・インフルエンザ』（平澤正夫訳、共同通信社）［バリー／二〇〇五］は、科学ジャーナリストである著者が合衆国におけるスペイン・インフルエンザの全貌に接近するべく、当時の社会状況、感染爆発の実態、政策当局者や医者や科学者の行動などを描きだした、これまた翻訳で約五百ページという大著である。クロスビー著と比較すると、約三〇年後に書かれたこともあり、その間に判明したことなどが記述されている点ですぐれている……が、現時点（二〇二〇年五月）では版元品切れで入手困難なので、図書館から借りだして読むしかないのが玉に瑕だろうか。

　スペイン・インフルエンザは、日本にも大きな打撃を与えた。実際、感染者は約二三〇〇万人、死亡者は四〇万人弱（植民地などを除く）に達している。一九一九年の日本の人口は約五五〇〇万人だったといわれているので、国民の約半数が感染し、死亡率は約〇・七パーセントに達したことになる。

　この感染爆発についても、二一世紀に入るまで、さほどの関心は寄せられてこなかった。

日本における歴史人口学の開拓者としても知られる速水融《あきら》が、世紀初めに日本のスペイン・インフルエンザの研究を始めたとき、日本人研究者の手になる論文は一本しかなかったという（〔速水／二〇〇六〕序章）。その状況は、おそらく合衆国と同じようなものだったに違いない。

その速水が二〇〇六年に世に問うたのが、大著『**日本を襲ったスペイン・インフルエンザ**』（藤原書店）〔速水／二〇〇六〕である。各種の報告書、全国紙、地方紙をはじめとする刊行資料をもちいて、当時の日本の実態を時系列的に分析する同書は、日本におけるスペイン・インフルエンザ感染爆発に関する初の学術的な文献である。

ただし、同書の価値はそこにとどまらない。日本を襲ったのは第二波と第三波だが、同書は、その各々について、さまざまな資料をもちいて、九州地方や中国・四国地方など、地方ごとの実態を区別して明らかにしようと試みる。そのうえで、県ごと、性別ごとなどにわけて死亡者数を統計処理し、日本におけるスペイン・インフルエンザの特徴に接近しようと試みている。データの収集と分析の両面において、まさに歴史研究のお手本と呼ぶにふさわしい名著である。

内務省衛生局編『流行性感冒』（平凡社・東洋文庫）〔内務省衛生局編／二〇〇八〕は、感染爆

発がほぼ終息した一九二二年に、内務省衛生局（今日の厚生労働省）がスペイン・インフルエンザの実態を調査した貴重な記録である。インフルエンザの流行の状況、予防法や治療法として各地でとられた対策などが詳細に記録されている。また、一部各県ごとのデータも載せられており、すぐれた報告書となっている。

◉第一次世界大戦期の時代背景

スペイン・インフルエンザは第一世界大戦末期という戦時中に感染爆発し、そのことが被害を大きくした。

第一次世界大戦については二〇一八年が終戦百周年だったこともあり、この年を中心として日本でも多くのすぐれた研究が発表された。とりわけ、京都大学人文科学研究所が二〇〇七年から一五年にかけて組織した共同研究「第一次世界大戦の総合的研究」の成果である**山室信一他編『現代の起点　第一次世界大戦』**シリーズ（全四巻、岩波書店）［山室他編／二〇一四］は、同戦争の諸側面に対して、「世界性」、「総力戦」、「精神の変容」、「遺産」という四つのキーワードをもちいて接近し、その全容を描きだそうとしている。

この共同研究にも参加している歴史学者・**藤原辰史**の単著『**カブラの冬**』（人文書院）〔藤原／二〇一一〕は、第一次世界大戦下のドイツを対象として、戦争に巻きこまれた民衆がどのような食生活を送ったかを明らかにした好著である。

戦争に伴う海上封鎖により、ドイツは飢饉ともいうべき状態に陥り、民衆のあいだには餓死者が続出した。このような栄養状態にあった民衆が、強毒化したインフルエンザ・ウイルスに感染したのである。塹壕戦を中心に長期戦を戦う兵士と飢えた民衆の大量の存在というのは、感染爆発にとっては最適な条件だった。そして、この飢饉の凄惨な記憶は、生活崩壊をもたらしたハイパー・インフレーションへの憎悪、さらにはインフレの引き金を引いた講和条約と、この条約をおしつけた連合国に対する憎悪に発展し、彼ら民衆をナチス支持へと導いてゆく大きな一つの要因になる。「食事」に着目した藤原の着眼点は、きわめて独創的である。

第5章 新興感染症

病原体と
人類の進化は
続く

第1節　二〇世紀後半以降の感染症

◉科学の勝利か？

第二次世界大戦後になると、自然科学の急速な進歩に伴い、人間は科学の力によってたいていの感染症を制圧できるのではないかという観測が生じ、広まった。自然科学による「自然の征服」の一環としての「感染症に対する科学の勝利」である。

感染症病原体のうち（リケッチア、真菌、原虫などを含む）細菌については、有効な治療薬として抗菌剤が発見され、利用されるようになった。ウイルスについては、予防接種などの方法によるワクチンの投与が有効であることがわかり、各種の感染症についてワクチンの開発と実用化がすすめられた。そして、この「科学の勝利」の頂点が、先述した一九八〇年の天然痘根絶宣言だった。

◉抗菌剤の発明

アレクサンダー・フレミングは、黄色ブドウ球菌を研究するイギリスの細菌学者だった。彼は、一九二八年、夏の休暇からロンドンの研究室に戻り、黄色ブドウ球菌を入れておいたシャーレをみてみた。すると、ひとつのシャーレにカビが生えており、その周りには黄色ブドウ球菌がいなくなっていた。

カビが細菌を殺す作用をもつことは昔から知られていたので、彼は、このカビが黄色ブドウ球菌の成長を妨げたのだろうと推測し、その推測を証明するための実験にとりかかった。当のカビはアオカビ（ペニシリウム）だったが、彼はアオカビの抽出物を精製して各種の細菌に与え、それら細菌が増殖するか否かを調べた。その結果、アオカビ抽出物は黄色ブドウ球菌や連鎖球菌などさまざまな細菌の増殖を阻害するか、すくなくとも抑制することが判明した。フレミングはこの物質を「ペニシリン」と名付け、翌年発表した。

やがて、ペニシリンは、細菌が細胞壁を合成するのを阻害する機能をもつことと、人体に無害であることが判明し、細菌による病気に対する治療薬として利用できることがわか

った。そのため、ペニシリンは、一九四〇年代から実用化および大量生産されるようになった。微生物が作りだす抗菌作用をもつ物質は「抗生物質」と命名されたが、ペニシリンの成功に刺激され、つぎつぎと新しい抗生物質が発見されはじめた。微生物の多くは土に含まれるが、土をスクリーニングして抗生物質を発見する方法が一九四〇年代に確立されたためである。

その後、遺伝子工学の知見などをもちいて抗菌作用がある物質を人工的に創出することが可能になり、これら物質は抗生物質も含めて「抗菌剤」と呼ばれることになった。抗生物質をはじめとする抗菌剤は、細菌感染による病気の治療に絶大な効果を発揮し、今日に至っている（［吉川／一九九五］一八〜二〇頁、［パーカー／二〇一六］二五二〜九頁）。

◉ワクチン予防接種の実用化

ただし、抗菌剤には大きな問題があった。ウイルスが引きおこす病気には効力がないのである。抗菌剤は細菌の活動や増殖を阻害することを目指して合成されるから、構造や増殖メカニズムが細菌とまったく違うウイルスに効かないのは当然だった。ウイルス性の病

気に効力をもつ抗ウイルス剤が発見されているのは、インフルエンザ、エイズ（後述）、ヘルペスなど、ごく一部の事例にとどまっている。

　この場合、有効な対策としては、ワクチンの投与によって免疫をつけ、病気になるのを防ぐか、病気になったとしても軽くすむようにする、というものが考えられる。

　ある種の病気については、一度かかると二度とかからないか、二度目は軽い症状ですむ、ということは、以前から経験的な知識として知られていた。これは、異物（抗原）が体内に入ると、それを破壊する物質（抗体）が作られるという免疫システムが作動し、この経験は人体のなかで記憶（免疫記憶）される、というメカニズムに基づいている。

　エドワード・ジェンナーが開発した種痘を嚆矢として、一九世末になると、病原性の細菌などを弱毒化して接種することにより、病気の予防、再発の阻止、再発した際の重症化の防止を目指すという方策が、さまざまな病気について進められた。この接種物質がワクチンである。

　とりわけ、抗菌剤が効かないウイルス性の病気、なかでも感染症については、次善の策として、ワクチンの開発が急速に進められた。今日、ぼくらは、子供のころから、麻疹（はしか）、風疹、おたふくかぜ、ポリオ、肝炎といったウイルス性感染症のワクチンの予

防接種を受けているが、それは以上の理由による。これにより、予防接種が広範に実施されている国については、ウイルス性感染症の流行は劇的に減った。

◉病原体・イズ・バック

しかし、人間は抗菌剤とワクチン接種によって感染症を制圧できるだろうという楽観的な見通しは、はやくも一九五〇年代から足元を掘りくずされることになった。

まず問題になったのは、抗菌剤が効かない細菌が出現したことである。最初に実用化されたペニシリンは、第二次世界大戦直後からひろく使用されるようになった。しかし、一〇年もたたないうちに、ペニシリンが効かない黄色ブドウ球菌が出現しはじめた。薬剤が効かない性質を「耐性」と呼ぶが、ペニシリン耐性黄色ブドウ球菌が生まれてしまったのである。その後、他の抗菌剤についても耐性菌が発見されるようになり、抗菌剤に関する楽観的な見通しは見直しを余儀なくされた。

細菌学者・吉川昌之介によれば、耐性菌の登場にはいくつかの原因がある（［吉川／一九九五］一七七～一八三頁）。

まず、遺伝子（遺伝情報）が突然変異して耐性菌が偶然生まれ、非耐性菌と競争するなかで割合を増やしていく場合がある。次に、耐性をもつ細菌ともっていない細菌を混ぜると、染色体が一方から他方に移動し、遺伝子を書きかえたり、二つの遺伝子がくみかえられて新しい遺伝子が誕生したりする場合がある。これを「形質転換」や「接合」と呼ぶ。さらに、細菌に寄生するウイルス（バクテリオファージ）が細菌から細菌へと遺伝子を伝達する場合がある。これを「形質導入」と呼ぶ。これらの原因によって耐性菌が出現し、広まってゆく。

この事態に直面して、人間の側は、さらに強力な抗菌効果をもつ抗菌剤を開発することによって対抗した。たとえば、ペニシリンについては、黄色ブドウ球菌などに特化するよう改良された新薬メチシリンが開発され、実用に供された。これによって危機は回避されたが、耐性菌の出現は、細菌（耐性の獲得）と人間（新薬の開発）のいたちごっこの時代が来ることを予感させるものだった。

◉新しい病原体の出現

既存の病原体について耐性という悩ましい事態が出現するのにすこし遅れて、一九七〇年代から八〇年代に入ると、新しい病原体が発見されはじめた。しかも、その一部は感染性をもち、新しい感染症の原因となる可能性があった。新しい病原体に対しては、人間は免疫記憶をもっていない。したがって、それが感染性である場合は、容易に感染爆発を引きおこしうる。その意味で、新しい感染性病原体はきわめて危険である。

これら新しい病原体の例としては、ヒトからヒトへの感染性が確認されていないものとしては、ヘリコバクター・ピロリ（細菌、胃潰瘍や胃がんの病原体）、ボレリア・ブルグドルフェリ（細菌、ライム病）などがある。

また、ヒトからヒトへの直接または間接の感染性が確認されているものとしては、HIV（ウイルス、エイズ）、腸管出血性大腸菌O一五七（細菌、出血性大腸炎）、エボラウイルス（ウイルス、エボラウイルス病）などがある。

このうち新しい感染性病原体の出現については、いくつかの理由が提示されている。

まず、人間以外の動物の感染症だったのが、変異などによって人間に対する感染性を獲得し、人獣共通感染症となった、というものがある。その例としては、いくつかの種類のインフルエンザ（鳥インフルエンザ、豚インフルエンザなど）が挙げられる。

次に、そもそも人獣共通感染症を引きおこす性質をもっていたものの、宿主である動物が人間とあまり接触しない場所に生息していたため人間への感染がみられなかったのが、土地利用のための開発などが進み、宿主動物と人間が接触しはじめたため、人間への感染、さらにはヒトからヒトへの感染が始まった、というものがある。その例としては、エボラウイルス病をはじめ、アフリカを故地とする諸々のウイルス性感染症が挙げられる（「日経メディカル編／二〇一五」参照）。

こうして、科学の勝利と思われた時代は短期間で幕を下ろし、ふたたび病気とりわけ感染症と正面から取組まなければならない時代が到来した。新興感染症の時代である。そして、この時代は今日まで続いている。

第2節＝ＭＲＳＡ感染症

◉抗菌剤と耐性菌のいたちごっこ

本章では、これら新興感染症のうち、メチシリン耐性黄色ブドウ球菌（ＭＲＳＡ）感染症、エボラウイルス病、エイズの三つを取り上げることにしたい。それは、これら三つの感染症を引きおこす病原体であるＭＲＳＡ、エボラウイルス、そしてＨＩＶが、おのおの新興感染症の時代を代表する性質をもっているからである。

ＭＲＳＡは、どこにでもある細菌が、人間のせいで薬剤耐性を獲得するべく突然変異して出現した。エボラ・ウイルスは、それまで存在が知られていなかった。ＨＩＶは、それまでの常識を覆すような構造をもっていた。

細菌を病原体とする感染症の制圧に力を発揮したのは、ペニシリンをはじめとする抗菌

剤である。抗菌剤は二〇世紀後半に続々と登場し、感染症に対して劇的な治療効果を発揮した。結核やペストに対するストレプトマイシン、コレラに対するテトラサイクリン系、その他マイコプラズマ肺炎に対するエリスロマイシン、さまざまな炎症に対するセファロスポリン系、腸チフスに対するクロラムフェニコールなど、その例は枚挙にいとまがない。結果として、細菌による感染症については、すべて治療できるようになる日が来るのではないか、という観測が生じるようになった。

しかし、二一世紀の今日からみると、この期待は期待で終わったといわざるをえない。その理由は、いうまでもなく耐性菌の出現である。

もっとも古い抗菌剤であるペニシリンと、当初ペニシリンの主要標的のひとつだった黄色ブドウ球菌の関係をみてみよう（〔鵜沼他／一九九六〕一七～二四頁、〔小林／一九九六〕八～一一頁）。

黄色ブドウ球菌は人間の鼻などに常在する細菌（常在菌）であり、実際、人間の七割は黄色ブドウ球菌を鼻に保菌したことがあり、また二割から四割はつねに保菌している、といわれている。通常は人間と平和共存しているが、体調不良などによって免疫が低下すると各種の炎症を引きおこす。

ペニシリンは、黄色ブドウ球菌を含む一部の細菌について、細菌の細胞壁の合成を司る

酵素（ＰＢＰ）に結合して不活性化させ、それによって細胞壁の合成を妨げ、細菌の増殖を防ぐ、というメカニズムで増殖を妨げる。

ところが、一九四〇年代にペニシリンの使用が一般化すると、一〇年もたたないうちに、黄色ブドウ球菌は突然変異によってペニシリン耐性をもつようになった。ペニシリンを分解する酵素ペニシリナーゼを産出できるようになったのである。今日では、黄色ブドウ球菌の九割以上はペニシリン耐性をもつといわれている。

この事態に対し、人間は、一九五九年、より強力なペニシリン系薬剤であるメチシリンを合成して使用を開始することによって応えた。メチシリンはペニシリナーゼによって分解されず、また効き目の幅（スペクトラム）が狭いため耐性菌が出にくい、という特徴をもっていた。ちなみに、スペクトラムが広いとどんな問題があるかといえば、さまざまな細菌感染症に利用できるため、乱用されがちになり、結果として細菌の突然変異と耐性菌の出現を促してしまうのである。

ところが、その二年後（一九六一年）には、メチシリンに耐性をもつ黄色ブドウ球菌（ＭＲＳＡ）が発見されたという報告がなされ、さらに六三年にはヨーロッパでＭＲＳＡが病院内で感染するという事例が生じた。ＭＲＳＡの院内感染が恐れられているのは、病

院に入院している患者は体力や免疫が低下しており、ＭＲＳＡに感染すると、そもそも入院の原因となった病気やケガ以外に、新たな疾患をもたらすからである。

ＭＲＳＡの院内感染は、ヨーロッパでは一九六〇年代、合衆国で七〇年代、そして日本では八〇年代に多発するようになり、医者をはじめとする医療従事者の悩みの種となった。抗菌剤が出来ると耐性菌が生まれ、耐性菌が生まれると、その細菌に対する抗菌作用をもった抗菌剤が開発され、新しい抗菌剤が開発されると、それに対する耐性をもった細菌が出現する……まさに、抗菌剤と耐性菌のいたちごっこが繰り広げられるようになったのである。

◉ＭＲＳＡとＭＲＳＡ感染症

ＭＲＳＡは、突然変異によってＰＢＰがメチシリンと結合しなくなり、その結果、メチシリンが投与されていても細胞壁を合成できる、という特徴をもつ（〔小林編／一九九六〕二四〜七頁）。しかし、スペクトラムが狭く、それゆえ耐性菌が出現しにくいといわれたメチシリンに対して、どうしてたった二年で耐性菌が登場したのだろうか。

じつは、黄色ブドウ球菌に効力をもつ抗菌剤としては、ペニシリンやメチシリンのほかに、一九六〇年代に実用化されたセファロスポリン系（セフェム系）と呼ばれる一連の抗菌剤がある。セファロスポリン系は、スペクトラムが広いため、さまざまな細菌感染症に効力を発揮する一種の万能薬として、ひろく利用されるようになっていた。ちなみに日本では、一時、ウイルス性の感染症である（したがって抗菌剤が効かない）風邪にまでセファロスポリン系の抗菌剤がひろく処方されていた。

このセファロスポリン系抗菌剤は、ペニシリンやメチシリンと同様に、ＰＢＰに結合し、細菌が細胞壁を合成するのを阻害することによって増殖を防ぐ、というメカニズムによって抗菌作用を発揮する。このセファロスポリン系が多用されるようになったため、突然変異によって黄色ブドウ球菌のＰＢＰが薬剤と結合しなくなってセファロスポリン系に対する耐性を獲得し、ついでに、同じようなメカニズムで増殖を阻害するメチシリンに対する耐性をも獲得してしまった、と考えられている（［吉川／一九九五］二四七〜二五〇頁）。

ＭＲＳＡは、入院患者など体力、抵抗力、免疫が低下した人びとに感染すると、肺炎、腸炎、敗血症など各種の炎症を引きおこす。とりわけ一部のＭＲＳＡは、白血球を破壊する白血球溶解酵素（ＰＶＬ）を産出することがわかってきた（［小林編／一九九六］二九〜三三頁、

〔矢野／二〇一四〕五四～五、八五～六頁）。白血球は免疫メカニズムの中核を担う存在だから、それが破壊されると感染者の免疫はさらに低下する。低下すると、ＭＲＳＡをはじめとする細菌に対する感染の可能性がさらに高まる。

ＭＲＳＡは、空気感染などはせず、接触感染でのみ広まる。院内感染についていえば、いちばん多い原因は医療従事者や見舞客との接触である。人間の二割から四割が常在させている細菌であれば、容易に感染するのは目にみえている。ＭＲＳＡ感染症が問題になるにつれ、医療機関は手洗いの徹底などＭＲＳＡ対策を進めてきたが、院内感染を完全に防ぐまでには至っていない。

◉抗菌剤の過剰投与

話を抗菌剤全般に広げ、どうすれば耐性菌の出現を阻止できるかについて考えてみよう。まず確認しなければならないのは、細菌の側からみれば、耐性の獲得は増殖を容易にするという意味で「進化」である、ということだ。そして、この進化は、突然変異と自然選択（自然淘汰）によってなされる。細菌（黄色ブドウ球菌）についていえば、細菌が突然

変異し、相異なる種類が併存するようになり、それらが抗菌剤（メチシリン）に接触し、抵抗力が強いほう（ＭＲＳＡ）が生きのこり、主流になる、ということである。

　ぼくら人間にとっては、細菌の突然変異をコントロールすることは（遺伝子工学が急速に発達している今日では可能なのかもしれないが、少なくとも）大変なので、コントロールできるとすれば自然選択のプロセスだろう。細菌の自然選択はおもに抗菌剤との接触によってなされるから、これはつまり、あまり抗菌剤を使わないということである。

　もちろん抗菌剤を使わなければ治療できない場合も多々あるだろうから、一切の利用を停止するのは現実的ではない。抗菌剤を利用しないという治療法（代替治療）も色々とあるが、その効果については賛否両論がある。

　そうだとすると、ぼくらが出来るのは、当たり前かもしれないが「必要最小限の利用にとどめ、乱用は避ける」ことにとどまる。

　この点でまず問題とするべきは、家畜に対する抗菌剤の利用である（〔吉川／一九九五〕二一四～五頁）。先進国では、家畜を効率的に肥育するために抗菌剤が飼料に混ぜて使われている。与えた餌が、家畜の消化器に常在する細菌に食され、家畜の栄養に回らないことを避けるためだ。その量は、ちょっと古いデータだが、一九八五年度の日本で合計一千トンをこえ

ている。ちなみに一千トンといえば、人間の平均体重を五〇キログラムとして、二万人分の体重の合計にあたる。はたしてこれは抗菌剤の正しい利用法なのだろうか。

第3節 ‖ エボラウイルス病

◉エボラウイルス病の歴史

一九七六年八月、ザイール（現・コンゴ民主共和国）のある村で、奇妙な病気が発生した（［山内／二〇一五b］、［日経メディカル編／二〇一五］四六～五三頁、参照）。発熱、頭痛、嘔吐と下痢、筋肉痛といった症状に続き、歯茎、鼻、消化器など全身からの出血がみられ、ほとんどの場合は多臓器不全か出血多量で死に至った。ついで家族、近隣住民、看護師などが次々に発症し、この病気が感染症であることを示した。病気の流行は二か月続いて一〇月に終息したが、感染者三一八人に対して、死亡者は二八〇人、致死率は約九割に達した。

事態を重くみた同国政府はＷＨＯに報告して協力を仰ぎ、各地の専門家のもとに死亡者

の血液が届けられた。しばらくして、合衆国の疾病管理センター（CDC、現・疾病管理予防センター）が、血液から紐状のウイルスを発見した。これまでみたことのない新種のウイルスであり、病気発生地の近くを流れる川の名前をとってエボラウイルスと命名された。エボラウイルス病（当初の名前はエボラ出血熱）が世界に登場した瞬間である。

じつは、これより二か月ほど前、隣国スーダンでもエボラウイルス病の流行が発生していた。感染者には同様の症状がみられたが、そのときは感染者二八四人に対して死亡者一五一人、致死率は約五割に「とどまった」。のちに、エボラウイルスには複数（現時点で発見されているのは五つ）の種類があり、ザイールの場合とスーダンの場合では種類が違い、それが致死率の違いに反映されたことが判明した。

その後しばらくエボラウイルス病は姿を消していたが、一九九五年初頭、ふたたびザイールに出現した。じつにほぼ二〇年ぶりである。今回は、感染者三一七人、死亡者二四五人、致死率約八割という被害を出したのち、流行は六か月で終息した。

なお、翌九六年にはガボンで小規模な流行が生じ、感染者三七人、死亡者二一人を出した。致死率は五七パーセントである。また、二〇〇七年にはウガンダ（感染者一四九人、死亡者三七人、致死率二五パーセント）で、二〇一二年にはコンゴ民主共和国（感染者七

七人、死亡者三六人、致死率約五割）で、おのおの小規模な流行が生じた。
　そして二〇一四年、ギニア、シエラレオネ、リベリアで、初の感染爆発が生じた。前年末に死亡した幼児から、家族、近隣住民、医療従事者などをつうじて感染は拡大し、ＷＨＯによれば、同年末には感染者数は約一万人、死亡者数は約五千人に達した。ＷＨＯやＣＤＣなど、国際機関や世界中の感染症対策機関が支援にのりだし、各国では「隔離、閉鎖、廃棄」という伝統的な感染症対策がとられることになった。治療薬がなかったからである。感染爆発は二年間続き、感染者三万人弱、死亡者一万人強（致死率約四〇パーセント）に至ったのち、どうにか終息した。

　しかし、四年後の二〇一八年、今度はコンゴ民主共和国で感染爆発が生じた。何度か小規模な流行を経験してきた同国であるが、感染爆発と呼べる規模のものは初めてである。二〇一九年七月、ＷＨＯは緊急事態を宣言したが、感染爆発は今日も続いており、現在までに感染者約三五〇〇人、死亡者約二二〇〇人（致死率約六割）を数えている。

◉ウイルスの構造と機能

エボラウイルスは、RNAと、それを包む七つのタンパク質で出来た殻からなるRNAウイルスである。ウイルスは、七つのタンパク質のうちひとつの力を借りて細胞内に侵入し、細胞質において殻を脱いでRNAとなり、このRNAが遺伝子（遺伝情報）となって七つのタンパク質を合成する。さらに、これらタンパク質のうちひとつを合成酵素として利用しつつRNAの合成と増殖がおこなわれ、合成されたタンパク質と組み合わされて新しいウイルスが次々に生じる。これら大量の新しいウイルスが細胞膜を通って細胞の外に出るとともに当該細胞は破壊され、ウイルスは別の細胞に侵入してゆく。このプロセスが継続されることにより、ウイルスの増殖が爆発的に進む（［山内／二〇一五b］八七～九頁）。

ウイルスは、人間に感染した場合、免疫異常と血管異常をもたらす（［クアメン／二〇一五］七八～八〇頁）。

まず、ウイルスは免疫細胞を攻撃し、免疫システムを機能不全に陥らせる。具体的には、一方では免疫システムの一部を機能低下させることにより、人間の体内での病原体の活動

を可能にし、各種の感染症をもたらす。他方では、免疫システムの一部の機能を異常亢進させることにより、免疫システムが自己を攻撃する自己免疫症状（サイトカイン・ストーム）を引きおこす。

また、ウイルスは「エボラウイルス糖タンパク」と呼ばれるタンパク質を合成するが、このタンパク質は血管を構成する細胞に付着し、透過性を高める。そのため、血漿を中心とする血液が血管から滲出《しんしゅつ》して各種の出血を引きおこすとともに、滲出しにくい赤血球などが凝縮されたかたちで血管内に残り、血栓をつくって血管を詰まらせ、臓器の機能不全や末端部の壊死をもたらす。

◉エボラウイルス病の謎

エボラウイルス病の謎は、なぜ流行が始まるのかが不明であること、間欠的にしか流行しないこと、この二点である。

第一の謎については、ヒトにウイルスを感染させる宿主が判明していないため、流行の出発点が確定できないことが大きい。

一九九六年のガボンの事例では、死んでいた野生チンパンジーの肉を食べた子供たちが第一感染者となり、また野生のチンパンジーや飼育されていたカニクイザルがエボラウイルス病に罹患する事例がみつかっていたことから、サルからヒトへの感染が疑われた。しかし、そのことは、サルが保有宿主（元来の宿主）であることを意味しない。サルの致死率も高く、これではウイルスも増殖し、あるいは体内で身を潜めていることができないからである。つまり、サルは中間宿主にすぎない。それでは、サルにウイルスを感染させた宿主はなにか。

　エボラウイルスの保有宿主は、今日でもなお確定されていない。ただし、状況証拠からして、おそらくはコウモリの一種、オオコウモリだろうと考えられている。一九七六年のスーダンにおける流行の第一感染者は無数のコウモリが住みつく倉庫の番人であり、二〇一四年感染爆発の第一感染者である幼児は近くにオオコウモリのコロニーがある家に住んでいた。また、感染流行が生じている中央アフリカおよび西アフリカは、オオコウモリを食用とすることで知られている。ウイルスは、たぶんオオコウモリを保有宿主とし、そこからサルを通じて、あるいは直接に、ヒトに感染したのではないか、というわけである。現在、各国の研究者が、この所説の正否をめぐって研究を進めている。

第二の謎については、回答は「エボラウイルスはヒトを宿主として想定していないから」ではないかと考えられている（［クアメン／二〇一五］五六〜八頁）。

もしもオオコウモリが保有宿主だとすると、エボラウイルスはオオコウモリとのあいだで微妙なバランスをとりながら存在してきた。「感染して殺すが、殺しすぎると自分も存在あるいは増殖できないので、殺しすぎはしない」というバランスである。そして、ときどきサルに偶然感染しては、大量死をもたらしてきた。

ヒトについても、サルの状況と同じである。

エボラウイルスはヒトを宿主として想定しておらず、偶然の接触によって感染が生じるにすぎない。そのため致死率は高く、人間を恐怖に陥れるが、しかし一九七六年ザイールの事例のように致死率が九割ともなると、ウイルスの存続自体が危うくなる。宿主がいなくなれば、ウイルスも存在できないからだ。しかし、ウイルスはそんなことは計算しないから、高い致死率を保ち、感染者の多くが死亡するのと同時に消滅してゆく。これによって流行は終わり、またウイルスは保有宿主（おそらくはオオコウモリ）の体内で保有宿主と共存する時期に入る。そして、しばらくして、ふたたび偶然の接触が生じ、ヒトにおけるエボラウイルス病の流行がまた始まる。

エボラウイルス病の発生頻度は、近年、高まってきている。これは、保有宿主（おそらくオオコウモリ）の生息地である中央および西アフリカにおいて急速な開発が進んでいるからだろう。保有宿主の生息地たる天然林にまで人間が足を踏みいれ、開拓や開墾をおこない、定住する。それにより、人間とエボラウイルスの接触の機会が増えてゆく。

このまま接触の機会が増えてゆくと、もしかすると、いずれヒトも宿主として認識され、致死率が下がってエボラウイルスと共存する時代がやってくるかもしれない。

第4節＝エイズ

◉HIVの特徴

一九七九年、合衆国で奇妙な病気が発見された。同病は、ニューモシスチス・イロベチイというどこにでもいる細菌を原因とする肺炎（ニューモシスチス肺炎）、カンジダという真菌によって皮膚や粘膜に変性が生じるカンジダ症、皮膚がんの一種であるカポジ肉腫、

そして免疫システムにおいて重要な役割を果たす白血球の一種であるヘルパーＴ細胞の減少といった症状をもち、適切な治療法はなかった。

その後、同病の感染者はニューヨークとカリフォルニア州を中心に増加し、合衆国だけで、一九八一年には二百人だったのが、三年後には八千人に達した。ヨーロッパでは、一九八〇年にデンマークで最初の感染者が出現し、その後ただちに増加が始まった。さらに同病は世界全体に広まり、ＷＨＯの統計によれば、一九八二年が約四百件だったのに対して、三年後には一万二千件をこえた。この急速な増加は、同病が感染症であることを示唆していた（［グルメク／一九九三］第一部、［石／二〇一八］二二八～九頁）。

同病を研究する医学者や治療にあたる医者は、健常者ではニューモシスチス・イロベチイやカンジダは肺炎やカンジダ症をおこさないことに着目し、この感染症は、なんらかの病原体がヘルパーＴ細胞を破壊することによって免疫不全をおこし、その結果としてニューモシスチス肺炎などが（免疫が低下しているために発症できたという意味で）「日和見感染」したものであるという結論に達した。一九八二年、この感染症には後天性免疫不全症候群（エイズ）という名が与えられた。

そうなると、問題はヘルパーＴ細胞を破壊する病原体の正体である。ここで着目された

のが、血液製剤を投与されていた血友病患者のあいだに多数のエイズ罹患者が発生したことだった。血液製剤は濾過した血液から製造されるから、病原体は細菌ではありえない。それは、濾過をすりぬける大きさのもの、つまりウイルスでなければならない。病原体のウイルスは一九八三年に発見され、のちにヒト免疫不全ウイルス（ＨＩＶ）と命名された。

このウイルスは、それまでの生物学の常識に反する特徴をもっていた。生物学の通説によれば、遺伝子はＤＮＡに保存されており、それがＲＮＡに転写され、このＲＮＡの働きによってタンパク質が作られてゆく。

ところが、ＨＩＶはＲＮＡからなるウイルスであるが、ヘルパーＴ細胞の細胞膜を通って細胞質に侵入すると、そこで、みずからがもつ特殊な酵素（逆転写酵素）をもちいて、みずからの遺伝子をもつＤＮＡを作る。通説とは逆に、ＲＮＡの遺伝子がＤＮＡに転写（逆転写）されるのである。ＤＮＡは細胞核に侵入し、ヘルパーＴ細胞のＤＮＡと合体してその一部となり、ヘルパーＴ細胞が分裂するたびに増加する。そしてなんらかの刺激が加えられると活性化し、みずからの遺伝子をＲＮＡに転写する。このＲＮＡの遺伝子をもとに、あらたにＨＩＶが作られる。ＨＩＶはヘルパーＴ細胞を破壊し、別のヘルパーＴ細

胞に侵入してゆく。こうして免疫システムは弱体化し、各種の日和見感染が始まる。

逆転写という現象自体は一九七〇年代に発見されており、逆転写によって増殖するウイルスはレトロウイルスと呼ばれている。

しかし、生物学の通説に反する機能をもつウイルスによって免疫システムが破壊されるという事態は、人びとを驚かせるに十分だった。未知のメカニズムをもつ感染症病原体が存在する可能性が、ここに示されたからである。

その後の研究により、現在では、サルに後天性免疫不全症候群を引きおこすウイルス（サル免疫不全ウイルス、ＳＩＶ）が三万二千年前にアフリカで誕生し、このウイルスが一九一〇年から五〇年のどこかの時点で、おそらくアフリカで突然変異し、ＨＩＶが生まれたと考えられている（〔石／二〇一八〕二三九〜二四一頁）。

◉エイズと社会

エイズは、社会にさまざまなインパクトをもたらした。その大きな原因は、エイズ発生の当初、感染者の多くが男性同性愛者と麻薬常習者だったことにある。

ＨＩＶは体液の接触によって伝染するので、男性同性愛者間では性交渉によって、麻薬常習者間では麻薬を打つ注射針の使いまわしによって、おのおのエイズが感染する。そして、この時代においては今以上に、男性同性愛者と麻薬常習者はともに少数者（マイノリティ）だったため、各地でコミュニティをつくり、密接な関係を取り結んでいた。さらに、二つのコミュニティのあいだには人的な関係が存在することが多かった。こうして、当初は、両コミュニティの閉鎖的な環境のなかでエイズの感染が進んでいったのである。

　問題は、男性同性愛者と麻薬常習者が、社会階層構造のなかで下位に位置づけられ、あるいは社会の多数者（マジョリティ）から批判され軽蔑され否定される存在という意味での「少数者」だったことである。ここから、エイズ感染者に対する差別が各地で生じることになった。これでは感染者の側も、差別されることを恐れ、みずからが感染者であることを隠さざるをえないだろう。

　さらに、このことを反映して、エイズ対策はしばしば道徳論の体裁をとることになった。道徳論の典型は「同性愛、麻薬、乱交など道徳を逸脱した行為によってエイズが広がるのだから、性倒錯を避け、純愛、貞操といった道徳を守る行為を徹底すればエイズは拡大しない」（［宗像／一九九九］二一六頁）といった言説である。

ヨーロッパでは、エイズは神が下した罰であり、したがってエイズ感染者はすべて特別施設に隔離すべきである、という提案が実際になされた（〔リュフィエ／一九八八〕二二八〜九頁）。ここに、感染症と道徳が交錯して論じられるという、端的にいえば非科学的な事態が生じた。これは、他の感染症にはみられないエイズの特徴である。エイズは、その意味でも社会的な病気となったのである。

この状態は、血友病患者のあいだに多数の感染者が出現していることがわかり、また、異性間の性交渉でエイズに感染した女性の事例が報告されるに至って、ようやく収まった。しかし、今日でも、エイズあるいはエイズ感染者に対する偏見や差別がなくなったわけではない。ひとたび付与されたイメージは、簡単には消えないのである。

◉エイズ、その後

一九八三年にＨＩＶが発見されると、ただちに治療薬の開発が始まった。その結果、八七年、抗がん剤として開発されたが抗ＨＩＶ作用をもつことがわかったアジトチミジンが、最初の治療薬として認められた。アジドチミジンは、逆転写酵素の働きを阻害することに

より、ＨＩＶの増殖を防ぐタイプの薬である（以下、［日経メディカル編／二〇一五］四〇～五頁）。

さらに、アジドチミジンをはじめとする逆転写酵素阻害薬のほか、ＨＩＶのＲＮＡが逆転写されたＤＮＡが、ヘルパーＴ細胞のＤＮＡに合体する際に後者の鎖を切るためにもちいられる酵素（インテグラーゼ）の働きを阻害する薬や、ヘルパーＴ細胞への侵入を阻止する薬など、二〇一五年時点の日本を例にとると、二三種類の薬が実用に供されている。また、一九九八年には、人間に対するワクチンの治験が始まった。その結果、今日では、エイズは不治の病ではなくなった。

そうはいっても、二〇一三年の一年間を例にとると、新規感染者数は二〇〇万人以上、新規死亡者数は一五〇万人（ちなみに累積感染者数は七八〇〇万人、累積死亡者数は三九〇〇万人）であり、感染爆発といってもよい状況が続いている。

問題は、エイズ治療薬は高価であり、発展途上国では手の届かない存在だが、現在エイズはまさに発展途上国で感染爆発を起こしている、という逆説にある。現在のエイズ発症の中心地はアフリカであり、世界のエイズ感染者の七割は同地に在住している。これは、アフリカの成人人口の五パーセントにあたる。こんな状況のなかで、いかにエイズ感染爆発に対応するか……これはもはや医学や自然科学ではなく、政治の問題なのかもしれない。

終章

COVID-19

「ポスト・コロナの時代」は、来るか?

◉COVID-19のインパクト

二〇一九年一一月に武漢（中国）で発生した新型コロナウイルス感染症（ＣＯＶＩＤ－19）は、中国からアジアおよびヨーロッパに伝播し、ついで北アメリカに上陸してとりわけ合衆国で多大な被害を出し、さらにラテンアメリカ、アフリカ、インド、ロシアなどに広がっていった。実際、二〇二〇年五月末までの半年間で、全世界の感染者は五百万人を軽くこえ、死亡者も三〇万人をこえて四〇万人をうかがっている。

日本をみると、二〇二〇年一月半ばに国内初の感染者が確認されてから同年五月末までのあいだに、感染者数は一六〇〇〇人強、死亡者数は八〇〇人強となった。世界全体の致死率は六パーセント強、日本は五パーセントであり、これはまさに地球規模の感染爆発といってよい。

グローバルな感染爆発が生じたのは香港風邪（一九六八年）以来約半世紀ぶりであり、また、病原体がＳＡＲＳ－ＣｏＶ－２という新しいウイルスだったため「これだ」という治療法は存在しなかった。そのため、人びとはグローバルな次元で未知の病原体に対応す

ることを余儀なくされ、各地で試行錯誤がくりかえされた。

　そのなかで、過去の感染症の歴史に汲むべき教訓や対応のヒントを求めようとする発想が生じた。本書も、その一翼を担っている。

　それでは、感染症の歴史のなかに教訓やヒントはあるのだろうか。もうちょっとピントを絞ると、いずれ感染爆発は終わり、ポスト・コロナの時代が来るだろうが、そこに登場する社会とはいかなるものだろうか。そのヒントを歴史のなかにみつけることは可能だろうか。

◉感染症は社会を変える、かもしれない

　感染症は社会的な病気であるかぎり、その流行は大なり小なり社会のあり方にインパクトを与えざるをえない。

　一四世紀ヨーロッパにおけるペスト感染爆発は、荘園制度を解体した。一六世紀南北アメリカで始まる天然痘感染爆発は、先住民からヨーロッパやアフリカを出自とする人びとへの住民の交代をもたらした。一九世紀ヨーロッパにおけるコレラ感染爆発は、スラム・クリアランスをもたらした。そして二〇世紀初のスペイン・インフルエンザは、めぐりめ

ぐってナチスの台頭をもたらした。COVID-19もまた、かならずや社会にインパクトを与え、どの程度かはわからないが社会を変えるのではなかろうか……そう考えても不思議ではない。

それでは、この考えが正しいとして、社会はいかなるかたちに変わるのだろうか。

これはもはや未来にかかわる問題であり、一介の歴史学者であるぼくの手には余る。

この点をめぐっては、さまざまな未来予測が登場している。「グローバル化からローカル化へ」とか「国際機関の優越から国家の復権へ」とか「会社勤務から起業へ」とか「リアルなつきあいからオンライン上のつきあいへ」とか「出勤から在宅勤務へ」とか、ほかにも数えきれないほどさまざまな未来予測が登場していて目が回りそうである。

それらをムリヤリまとめると、ポスト・コロナの社会のキーワードは「分散」と「バーチャル」の二つということになる、気がする。

これまで社会は「集合」を重視する方向に進んできた。一方では「グローバル化」という拡大志向、他方では「都市化」という凝集志向というベクトルの違いこそあれ、とにかく「なるべく沢山集まって皆でつながろう」という方向に社会が動いてきたことは、なんとなく納得できるのではないだろうか。これは、しばしば「モダニズム」と呼ばれる、産

業革命から続く「近代（モダン・タイムズ）」を生きる人びとの支配的な思考様式の典型である。

また、そのことと連動して、社会は「リアル」を重視する方向に進んできた。「身体的なつながりをつうじてリアルにつながった人間同士が議論し、行動すれば、ぼくらはより良くより豊かな社会を実現できる」という、民主主義と資本主義に親和的な思考様式……これもまたモダニズムの一典型である。

そうだとすれば、その反対に位置する「分散化」された「バーチャル」な社会とは、「近代」のあとに来る時代、すなわち「ポスト近代」に支配的な思考様式たる「ポスト・モダニズム」と親和的な存在だ、ということになる。

ポスト・モダニズムについて説明しだすと長くなるが、ものすごく簡単にいうと、モダニズムが「人間が大切だ、社会は進歩している、科学や技術や研究は大切だ、生活は便利になった」云々と主張するのに対して、「ホントか?」と疑問を投げかける思想のことである。この思想は、人文社会科学の領域では一九七〇年代からさんざん論じられ、論じつくされた感がある。

半世紀後の今日、ポスト・コロナの時代を特徴づけるに際して「ポスト・モダニズム」

という語を使うことに意味があるとしたら、それは、この半世紀で、インターネットの商用解禁やパソコンの家電化など、情報通信技術が急速に普及したことに求められるだろう。そうだとすると、もしかするとCOVID-19は社会を「分散化されたバーチャルな社会」に変えてゆく契機となるかもしれない。

それでは、高度な情報通信技術に支えられた「分散化されたバーチャルな社会」とは、そして、その新しさとは、いかなるものなのだろうか。

◉感染症は社会を変えない、かもしれない

その一方で、感染症の歴史には、いくら感染爆発が生じても社会は変わらなかったという事例が山ほどみつかる。

一四世紀のペスト感染爆発の時代、人びとのあいだのさまざまな紐帯は崩壊し、ペスト感染者は家族からも友人からも隣人からも見捨てられることとなった。しかしながら、感染爆発が終わってしばらくすると、これら紐帯は復活し、人びとは家族関係、友人関係、あるいは隣人関係のなかで生活するようになった。

スペイン・インフルエンザに際して、合衆国の各地ではマスク着用令が出され、人びとはマスク姿で生活するようになった。しかし、着用令に反対する「反マスク同盟」が各地で結成されて活動するなど、マスク着用に対する抵抗感は強く、感染爆発が終わってしばらくすると、マスク姿をみることは珍しくなった。

人間が日常的な行動や思考について無意識にもっている志向性を、社会学者ピエール・ブルデューは「ハビトゥス」と呼んだが、人間関係や服装はハビトゥスにおおきく規定されている。

ここで重要なのは、ハビトゥスはそんなに簡単には変わらないということだ。たしかに感染爆発など非常事態下であれば、ぼくらはハビトゥスを放棄あるいは修正し、事態に対応する。しかし、非常事態が終われば、ぼくらは、また元のハビトゥスにたちかえり、元のかたちの日常生活を過ごすようになる。そして、このプロセスは、ハビトゥスが無意識の領域に属するがゆえに、無意識のうちにおこなわれる。

「日常」はあまりにも身近すぎるため、なかなか新しくはならないし、なかなか新しいものを採用しようという気にもならない。「新しい日常」とは、言うは易く行うは難いたぐいのものではないのだろうか。

◉おわりに

ちょっと小難しい話になってしまった。もうちょっと具体的な話をしよう。ＣＯＶＩＤ－19の病原体であるＳＡＲＳ－ＣｏＶ－２には、空気感染にかなり近い飛沫核感染の可能性がある。このことを考えると、人びとが集住するというライフスタイルの普及つまり都市化という傾向には、ブレーキがかかるかもしれない。ＣＯＶＩＤ－19は、飛沫核感染によっても広がるらしいという意味で、きわめて「都市的な」感染症だからだ。呼吸器系の感染症であるため、消化器系の感染症であるコレラと異なって、都市改造という公衆衛生的な対策もとりづらい。

それゆえ、感染を嫌う人びとは、農村部に脱出し、小規模で人口密度が低い「まち」を建設するようになるかもしれない。一九〇二年、エベネザー・ハワードが『明日の田園都市』［ハワード／二〇一六］のなかで提唱し、二〇世紀前半にレッチワース（イギリス）をはじめいくつかの場所で実現され、しかし、そののち骨抜きにされ忘れさられていった「田園都市」の復権！

ただし、この場合、農村部に残っていた自然にも、ひろく人為的に手が加えられてゆくだろう。森林は伐採され、草地は整地され、あらたに植えられた木々からなる林のなかに、住宅が建設されるだろう。

あるいは、人びとの多くは結局、都市部に住むことを選択しつづけるという結果になるかもしれない。都市部には財や富があり、対面でしか得られない情報があり、人的ネットワークがある。このうち財や富は運搬可能だが、対面でしか得られない情報や人的ネットワークはそうではない。これらを重視する人びとは、マスクをしながら都市部で生活し、労働するライフスタイルを続けるだろう。

それでは一体どちらが選択されるのだろうか。

ポスト・コロナの時代に関しては、感染症の歴史を顧みるだけでは、たしかなことは言いがたい。考えてみれば、それは当たり前のことだ。歴史学とは過去の探求であり、未来を創る主体は、ぼくら人間もその一部をなす、今を生きるものたちなのだから。ただし、詩人ポール・ヴァレリーが喝破したごとく「我々は後ずさりしながら未来に入っていく」。人間は、過去や歴史を参照しながら未来を形作る。この作業に際して本書が少しでも役に立つことを期待したい。

あとがき

本書は「歴史学界に籍を置いてはいるが感染症史には素人の人間が、感染症史を勉強しながら、感染症史の概説書を書く」という性格をもっています。「読んでは書き、書いては読む」という日々の産物であり、書いている本人は、「これでよいのか？」とか、「これで十分なのか？」とか、本当にヒヤヒヤしながら執筆を続ける毎日でした。

いちおう基本的な知識はカバーしていると思いますが、本書を手に取ってくださった皆さんはどのようにお感じでしょうか。代表的な感染症の歴史や、感染症という病気と社会のあり方との相互関係を通じて、これからの「感染症とのつきあい方」についてなんらかのヒントを得ることに役立ったら、ぼくとしては嬉しいのですが。

間違いなどを発見なさった場合は、ぜひご教示ください（odanaka@tohoku.ac.jp）。

本書は、旧知の編集者である日経ＢＰの小野田鶴さんから舞いこんだ一通の電子メールから始まりました。一章書くごとに小野さんに送ると、すぐに読んで貴重なコメントを返

してくださいました。お礼もうしあげます。

ただし本書は、知人の研究者や同僚にフェイス・トゥ・フェイスで会い、内容について意見を聞くことが困難ななかで執筆されました。これが「新しい生活様式」とか「新しい日常」とか呼ばれる状態なのかもしれませんが、そんな試行錯誤の日々のなか、貴重な（ほとんど唯一の）読者ならぬリスナーとして「ペスト菌とはなあ……」とか「天然痘には大疱瘡と小疱瘡と牛痘があってねえ……」とかいったにわか仕込みの知識を披露するぼくに（どうみても絶対イヤイヤながら）つきあってくれた娘・美有に、サンクス。

近年の事象を鑑みると、二一世紀は感染症の時代、あるいはさまざまな感染症や新しい感染症の出現と日常的につきあわざるをえない「ウィズ・感染症」の時代になるのかもしれません。このようなタイミングで、感染症と社会の相互作用を具体的な事例に則して考える機会を得たことは、著者としても貴重な経験でした。

今を生きぬくため歴史をふりかえる……皆さんにとってそんな一冊になれば幸いです。

二〇二〇年初夏　杜の都にて

小田中　直樹

【引用・参照文献リスト】

アーベル、ヴィルヘルム『農業恐慌と景気循環』（寺尾誠訳、未来社、1972、原著1935）

蟻田功「天然痘の根絶」（「ウイルス」43-1、1993）

飯島渉『ペストと近代中国』（研文出版、2000）

飯島渉『マラリアと帝国』（東京大学出版会、2005）

飯島渉『感染症の中国史』（中央公論新社・中公新書、2009）

飯島渉『感染症と私たちの歴史・これから』（清水書院、2018）

石弘之『感染症の世界史』（KADOKAWA・角川ソフィア文庫、2018、初版2014）

ヴィガレロ、ジョルジュ『清潔《きれい》になる〈私〉』（見市雅俊監訳、同文舘出版、1994、原著1985）

ウェブスター、ロバート『インフルエンザ・ハンター』（田代眞人他監訳、岩波書店、2019、原著2018）

ウォーラーステイン、イマニュエル『近代世界システム』（全4巻、川北稔訳、名古屋大学出版会、2013、原著1974-2011）

鵜沼直雄他『増補改訂 MRSA・肝炎ウイルス必携』（日本プランニングセンター、1996、初版1987）

岡部信彦他『新型インフルエンザパンデミックに日本はいかに立ち向かってきたか』（南山堂、2020）
奥西孝至他『西洋経済史』（有斐閣、2010）
柿本昭人『健康と病のエピステーメー』（ミネルヴァ書房、1991）
勝田俊輔他編『アイルランド大飢饉』（刀水書房、2016）
加藤四郎『小児を救った種痘学入門』（創元社、2016）
カートライト、フレデリック『歴史を変えた病』（小林武夫他訳、法政大学出版局、1996、新装版2018、原著1972）
川北稔『世界システム論講義』（筑摩書房・ちくま学芸文庫、2016）
北村敬『天然痘が消えた』（中央公論社・中公新書、1982）
クアメン、デビッド『エボラの正体』（山本光伸訳、日経ＢＰ、2015、原著2014）
クイン、トム『人類対新型ウイルス』（朝日新聞出版・朝日新書、2020、原著2008）
グルメク、ミルコ『エイズの歴史』（中島ひかる他訳、藤原書店、1993、原著1989）
クロスビー、アルフレッド『ヨーロッパ帝国主義の謎』（佐々木昭夫訳、岩波書店、1998、原著1986）
クロスビー、アルフレッド『史上最悪のインフルエンザ【新装版】』（西村秀一訳、みすず書房、2009、原著1976）
クーン、トーマス『科学革命の構造』（中山茂訳、みすず書房、1971、原著1962）

小林寛伊『MRSA』（真興交易医書出版部、1996）
酒井シヅ「近世社会とコレラ」（同編『疫病の時代』、大修館書店、1999）
島尾忠男『結核の今昔』（克誠堂出版、2008）
シャー、ソニア『人類五〇万年の闘い』（夏野徹也訳、太田出版、2015、原著2010）
ジョンソン、スティーヴン『感染地図』
（矢野真千子訳、河出書房新社・河出文庫、2017、原著2006）
ダイアモンド、ジャレド『銃・病原菌・鉄』
（上下巻、倉骨彰訳、草思社・草思社文庫、2012、原著1997）
チポラ、カルロ『ペストと都市国家』（日野秀逸訳、平凡社、1988、原著1976）
チポッラ、カルロ『シラミとトスカナ大公』（柴野均訳、白水社、1990、原著1986）
デソウィッツ、ロバート『マラリアvs.人間』（栗原豪彦訳、晶文社、1996、原著1997）
栃内新『進化から見た病気』（講談社・ブルーバックス、2009）
内務省衛生局編『流行性感冒』（平凡社・東洋文庫、2008、原著1922）
日経メディカル編『グローバル感染症』（日経ＢＰ、2015）
パーカー、スティーブ『医療の歴史』（千葉喜久枝訳、創元社、2016、原著2013）
橋本雅一『世界史の中のマラリア』（藤原書店、1991）
速水融『日本を襲ったスペイン・インフルエンザ』（藤原書店、2006）

ハワード、エベネザー『新訳・明日の田園都市』
（山形浩生訳、鹿島出版会、2016、原著1902）
バリー、ジョン『グレート・インフルエンザ』
（平澤正夫訳、共同通信社、2005、原著2004）
ハンセン、ウィリー、他『細菌と人類』
（渡辺格訳、中央公論新社・中公文庫、2008、原著2002）
フェイガン、ブライアン『歴史を変えた気候大変動』
（東郷えりか他訳、河出書房新社・河出文庫、2009、原著2000）
深瀬泰旦「天然痘、その流行と終焉」（酒井シヅ編『疫病の時代』、大修館書店、1999）
福田眞人『結核の文化史』（名古屋大学出版会、1995）
福田眞人『結核という文化』（中央公論新社・中公新書、2001）
藤原辰史『カブラの冬』（人文書院、2011）
フランク、アンドレ『世界資本主義と低開発』
（大崎正治他訳、柘植書房、1976、原著1975）
ベネディクト、ルース『菊と刀』
（角田安正訳、光文社・光文社古典新訳文庫、2008、原著1946）
ヘンペル、サンドラ『医学探偵ジョン・スノウ』
（杉森裕樹他訳、日本評論社、2009、原著2006）
マクニール、ウィリアム『疫病と世界史』
（上下巻、佐々木昭夫訳、中央公論新社・中公文庫、2007、原著1976）

見市雅俊『コレラの世界史』（晶文社、1994）
見市雅俊他『青い恐怖　白い街』（平凡社、1990）
宮崎揚弘『ペストの歴史』（山川出版社、2015）
宮本正興他編『改定新版・新書アフリカ史』（講談社・講談社現代新書、2018）
宗像恒次「現代文明とエイズ」（酒井シヅ編『疫病の時代』、大修館書店、1999）
村上陽一郎『ペスト大流行』（岩波書店・岩波新書、1983）
矢野邦夫『知って防ぐ！ 耐性菌』（ヴァンメディカル、2014）
山内一也『近代医学の先駆者』
（岩波書店・岩波現代全書、2015、本文中では［山内二〇一五a］）
山内一也『エボラ出血熱とエマージングウイルス』
（岩波書店・岩波科学ライブラリー、2015、本文中では［山内二〇一五b］）
山室信一他編『現代の起点 第一次世界大戦』（全四巻、岩波書店、2014）
山本紀夫『コロンブスの不平等交換』（KADOKAWA・角川選書、2017）
吉川昌之介『細菌の逆襲』（中央公論社・中公新書、1995）
リュフィエ、ジャック他『ペストからエイズまで』
（仲澤紀雄訳、国文社、1988、原著1984）
シリーズ「日本近現代史」（全10巻、岩波書店・岩波新書、2006-2010）

シリーズ「中国近現代史」（全6巻、岩波書店・岩波新書、2010-2017）

Achtman, M., et al., "*Yersinia pestis* genome sequencing identifies patterns of global phylogenetic diversity," *Nature Genetics* 42, 2010

Behbehani, A., "The Smallpox Story," *Microbiological Reviews* 47-4, 1983

Carmichael, A., et al. "Smallpox in Europe before the Seventeenth Century," *Journal of the History of Medicine and Allied Sciences* 42-2, 1987

小田中直樹（おだなか・なおき）

1963年生まれ。86年東京大学経済学部卒業、91年同大学院経済学研究科博士課程単位取得退学。博士（経済学、東京大学）。現在は東北大学大学院経済学研究科教授。研究分野はフランス社会経済史。著書に『フランス現代史』（岩波書店・岩波新書）、『日本の個人主義』（筑摩書房・ちくま新書）、『フランス７つの謎』（文藝春秋・文春新書）、『歴史学ってなんだ？』（PHP研究所・PHP新書）など。

感染症はぼくらの社会をいかに変えてきたのか

世界史のなかの病原体

2020年07月29日　初版第1刷発行

著者　小田中直樹
発行者　伊藤暢人
発行　日経BP
発売　日経BPマーケティング
〒105-8308　東京都港区虎ノ門4-3-12

装丁　石間淳
本文デザイン　ビーワークス［廣谷汐］
本文DTP　ビーワークス［川村茉由］
校閲　円水社
編集　小野田鶴

印刷・製本　大日本印刷

本書籍に関するお問い合わせ、ご連絡は下記にて承ります。

https://nkbp.jp/booksQA
　ISBN978-4-296-10704-9